www.**Insider-Heilverfahren**.com
Hochwertig wissenschaftliche Gesundheitsliteratur

Die Werke des Medizinmann-Autors

Christian Meyer-Esch

Haftungsausschluss
Jegliche Anwendungen, die auf Informationen in diesem Buch basieren, geschehen auf eigene Gefahr. Der Autor haftet nicht für Schäden die durch Anwendungen aufgrund der Informationen dieses Buches entstehen oder entstanden sind und gibt auch keine Heilversprechen! **Es wird empfohlen bei gesundheitlichen Problemen immer einen Arzt und/oder Heilpraktiker aufzusuchen.**
Der Autor hat mit bestem Gewissen und Sorgfalt die Informationen zusammengetragen. Auf Richtigkeit wird keine Garantie übernommen. Ebenso übernimmt der Autor keine Haftung für den Inhalt verlinkter Internetseiten oder anderer Quellen.

Herstellung und Verlag: BoD – Books on Demand, Norderstedt
ISBN: 9783754344385

Einige meiner weiteren Bücher könnten Sie auch interessieren...

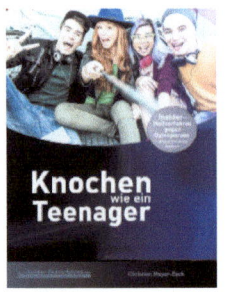

Knochen wie ein Teenager: Insider-Heilverfahren gegen Osteoporose

Bei Osteoporose denken die meisten Menschen an Wechseljahre, Calcium- und Vitamin D-Mangel. In diesem Buch erfahren Sie, was die wirklichen Ursachen der Osteoporose sind. An welchen Stoffen es tatsächlich mangelt und warum Calcium-Mangel nur in seltenen Fällen die Ursache von Osteoporose ist.

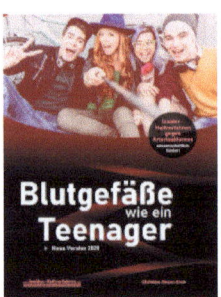

Blutgefäße wie ein Teenager: Insider-Heilverfahren gegen Arteriosklerose

Sie erfahren Insider-Ursachen und Insider-Heilverfahren gegen Arteriosklerose, der Hauptursache von Herzinfarkt und Schlaganfall. Wissenschaftlich fundiert mit zahlreichen Studien-Quellen, erkläre ich Ihnen leicht verständlich, wie Arteriosklerose entsteht und wie Sie diese mit der Medizin aus der Natur (die auch den meisten Ärzten kaum bekannt sind) beseitigen können.

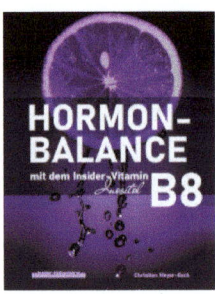

HORMON-BALANCE mit dem Insider-Vitamin B8 Inositol

Der Hormonhaushalt einiger Menschen ist außer Kontrolle geraten. Zu viel oder zu wenig Testosteron und Östrogene können für eine Vielzahl verschiedener Erkrankungen verantwortlich sein. Was viele nicht wissen: Ein einfaches B-Vitamin, welches aus dem Vitamin-Katalog gestrichen wurde, kann sämtliche Hormone wieder ins Gleichgewicht bringen. Darüber hinaus erfahren Sie zahlreiche weitere Insider-Heilverfahren zur Regulierung der Hormone.

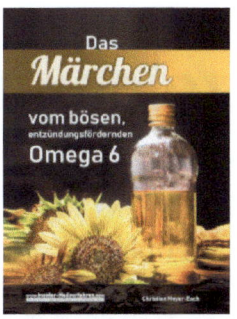

Das Märchen vom bösen, entzündungsfördernden Omega 6

Omega 3-Fettsäuren sind in aller Munde. Es wird der Anschein erweckt, als seien wir mit Omega 6 maßlos überversorgt und es würde lediglich an Omega 3 mangeln. Doch ganz so einfach ist es nicht. Omega 6 ist nicht gleich Omega 6! Tauchen Sie ein, in die spannende Welt der Omega-Fettsäuren und verschaffen Sie sich einen wissenschaftlichen Überblick über dessen medizinische Wirkung.

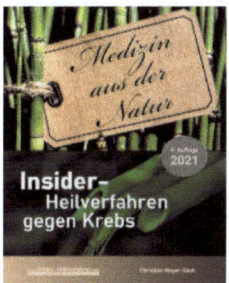

Insider-Heilverfahren gegen Krebs

Es werden zahlreiche Heilverfahren vorgestellt (darunter u.a. organisches Germanium, intravenöses Vitamin C, Salvestrol, Melatonin, um nur einige zu nennen), die in wissenschaftlichen Studien, teils sogar in Fall-Studien an Menschen, nachweislich zur Heilung geführt haben.

Praxisnah zur sofortigen Anwendung mit Dosierungs-Richtwerten, Kosten und unabhängige Bezugsquellen.

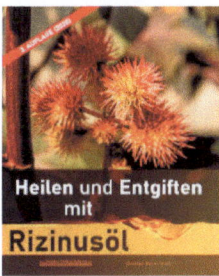

Heilen und Entgiften mit Rizinusöl

Rizinusöl kennen die meisten Menschen lediglich als Abführmittel. Doch bislang nur in Insider-Kreisen bekannt, ist die Tatsache, dass mit Hilfe von Rizinusöl bereits ein ganzes Dutzend Krankheiten geheilt wurden...

▶ **Diese Bücher und weitere, erhalten Sie in den stationären Buchhandlungen in Deutschland, Österreich und der Schweiz sowie in Online-Shops. Ausführliche Buch-Einblicke finden Sie auch auf meiner Webseite:**
www.Insider-Heilverfahren.com

▸ Inhaltsverzeichnis

Akne verstehen

Schluss mit der ewigen Schmiererei: Salben und Cremes sind nur Symptombehandlung!

Vergessen Sie die Schmiererei! Das wird immer nur Symptomunterdrückung bleiben. Noch dazu eine, die kaum wirkt. Es ist traurig, dass (Haut)-Ärzten, die angeblich sechs Jahre Studium hinter sich haben, nichts besseres einfällt, als ihren Patienten Salben und Tabletten zu verschreiben, die lediglich das Symptom unterdrücken. Als wenn die Ursache von Akne *ein Mangel an Salben oder Tabletten* wäre. Wenn die Ursache eine Vergiftung wäre und die Tabletten die Gifte aus dem Körper entfernen würden, wäre das ja eine feine Sache. Aber dem ist selbstverständlich nicht so. Die Tabletten zielen immer nur darauf ab, das Symptom zu unterdrücken, indem man versucht die Talgdrüsen mittels hoch dosierter Vitamin A-Säure oder hoch dosiertem Vitamin B5 zu verkleinern. Absurd, nicht wahr? Da können Sie mal sehen, wie dermaßen krank unser ganzes „Gesundheits"-System ist. Es geht einzig und alleine um Profit. Die Pharmaindustrie interessiert sich für Ihr Hautproblem einen feuchten Kehricht. Und wie die zahlreichen Hautärzte diese Symptomunterdrückung, die teils mit schweren Nebenwirkungen einher geht, mit ihrem Gewissen vereinbaren können, bleibt wohl für immer ein ungelöstes Rätsel. In diesem Buch erfahren Sie also keine Kosmetik-Tipps, außer dass ich Ihnen **Insider-Tipps zur Narben-Beseitigung** zeige und Ihnen rate, ihre Haut **nur mit Wasser (ohne Seife) zu waschen** und auch auf jegliche Cremes und Make-Up`s zu verzichten. Glauben Sie mir: Gesunde Haut kommt von **innen**. Bereits viele Menschen waschen seit Jahren ihre Haut nur noch mit Wasser und stellten dabei fest, dass es wunderbar funktioniert. Das Ergebnis ist eine schöne reine Haut.

Was ist Akne?

Im Grunde ist Akne nichts anderes als eine **entzündete Haut.** Jetzt gibt es aber viele Ursachen, wie es zu dieser entzündeten Haut kommen kann. Das kann *eine* Ursache sein oder auch mehrere gleichzeitig. Die individuellen Ursachen sind bei jedem Menschen verschieden. In diesem Buch erfahren Sie alle möglichen Ursachen und können diese so Schritt für Schritt ausschalten oder auch den radikalen Weg gehen und alles gleichzeitig angehen.

Akne-Patienten bekommen in aller Regel entzündungshemmende Medikamente vom Hautarzt verschrieben. Aber die Frage muss doch vielmehr sein: WO kommen die Entzündungen her? Macht es Sinn, ein Entzündungsgeschehen künstlich zu unterdrücken? Aus meiner Sicht nicht. Wenn Sie die Ursachen von Akne beheben, dann verschwinden die Entzündungen von ganz alleine! Nur die Entzündungen zu unterdrücken, ohne die Ursache zu beheben, wäre **Symptomunterdrückung im Reinformat**. Die Ursache für chronische Entzündungen können nur 3 Dinge sein:

1. Ein <u>zu viel</u> an „schlechten Säften" (Gifte)

2. Ein <u>zu wenig</u> an „guten Säften" (Vitamine etc.)

3. Psychosomatisch

Aber auch wenn Ihre Psyche noch so schlecht sein sollte, sollten Sie keine Akne haben, wenn kein Mangel an Vitalstoffen besteht und keine Gifte im Körper sind. Wir alle sind einer täglichen Flut an Giften ausgesetzt. Sei es Deos, Spülmittel, Schwermetalle im Trinkwasser, in der Nahrung, im Zigarettenrauch und so weiter... Und all diese Gifte lagern sich im Körper an. Im Prinzip müssten Sie sich über Akne freuen. Denn das ist ein Zeichen dafür, dass der Körper versucht diese schädlichen Stoffe mittels einer Entzündung (In**flamm**ation= hier wird also etwas verbrannt) zu entfernen. Was wäre die Alternative? Dass die Gifte im Körper eingelagert werden. Das sieht man meist bei Übergewichtigen. Vermutlich neigen schlanke Menschen daher auch eher zu unreiner Haut. Neben einem umfassenden Entgiftungs-Programm *(Siehe Kapitel „Toxine")* zeige ich

Ihnen auch weitere häufige Akne-Ursachen. Denn Akne kann viele Ursachen haben und nicht nur eine. Ganz egal welche Ursache der Akne zugrunde liegt: Das gemeinsame Endprodukt ist immer die Entzündung!

Der Symptomunterdrücker „Anti-Baby-Pille"

Warum Anti-Baby-Pillen gegen Akne wirken, ist leicht erklärt. Sie hemmen die männlichen Geschlechtshormone (Androgene) und puschen die weiblichen Geschlechtshormone wie Östrogene und Gestagene hinauf. Die männlichen Geschlechtshormone triggern nämlich die Talgproduktion! Triggern bedeutet: **Ohne Androgene gäbe es kaum Talgproduktion, ohne dass die Androgene die Ursache der erhöhten Talgproduktion sind.** Das ist auch logisch, denn ansonsten würde/müsste ja jeder Mann Akne haben. Leider hat die "Pille" große Nebenwirkungen und es kann zu Kopfschmerzen, Übelkeit oder depressiven Verstimmungen kommen. Des Weiteren wird das **Thrombose-Risiko deutlich erhöht.** Die Pille führt zudem auch zu erhöhten Triglyceriden im Blut sowie einen erhöhten Blutzuckerspiegel *(Studie 25)*. Der Blutzucker kann also nicht mehr ausreichend abgebaut werden, es entsteht so etwas wie ein „leichter Diabetes". Alles in allem ist die Pille also nichts, was Ihrer Gesundheit gut tut. Und zur Akne-Heilung brauchen Sie sie sowieso nicht, denn dagegen gibt es bessere Mittel.

Was Akne mit Hormonen zu tun hat und warum Kinder keine Akne bekommen

Wie Sie sicher schon festgestellt haben, bekommen Kinder keine Akne. Das liegt daran dass sie noch keine männlichen Hormone (Androgene) produzieren. Während der Pubertät beginnt der Körper mit der Ausschüttung von Testosteron bei Männern, aber auch in geringerem Ausmaß bei Frauen. Die Schulmediziner glauben irrtümlich, dass die Androgene die Ursache der Akne sind. Wenn das jedoch stimmen würde, müsste ja jeder Pubertierende Akne haben. Das ist aber nicht der Fall. Männer haben sogar deutlich mehr Testosteron als Frauen. Trotzdem gibt es genug Frauen mit Akne und genug Männer mit reiner Haut.

Der Körper braucht also Androgene, damit Akne überhaupt ausbrechen kann. Die eigentlichen Ursachen liegen aber ganz wo anders, wie Sie weiter noch erfahren werden. Jetzt fragen Sie sich vielleicht: Warum braucht der Körper denn unbedingt Androgene, um Akne ausbrechen zu lassen? Das ist so, weil Testosteron für die Aktivität der Talgdrüsen sorgt. Diese werden durch Testosteron bzw. dessen Metaboliten, dem Dihydrotestosteron (DHT) erst angeregt. Dass auch Frauen von Akne betroffen sind, liegt daran, weil sie auch kleinere Mengen Androgene produzieren. Diese geringen Mengen reichen allerdings bereits aus.

Ursachenforschung- und Behandlung

Kaum bekannte Akne-Ursache: Kalium-Mangel

Angefangen hat alles mit einer Zufalls-Entdeckung. Ein User aus einem Akne-Forum hatte festgestellt, dass er nach dem Konsum von Avocados plötzlich eine ganz reine Haut bekam. Er kam dann schnell darauf, dass es an den Avocados lag. Dann schaute er sich an, was für Vitalstoffe darin enthalten sind und stieß auf Kalium. Daraufhin kaufte er sich Kalium als Nahrungsergänzungsmittel, um zu sehen, ob es tatsächlich am Kalium lag und siehe da: Prompt wurde seine Haut rein. Nach dem Absetzen des Kalium, kam die Akne zurück. Kurz darauf testeten das auch andere User und berichteten über den selben Erfolg. Kalium: Was ist das eigentlich genau für ein Mineralstoff? Sicher haben Sie schon viel von der sogenannten „Übersäuerung" gehört. Eine Übersäuerung des Blutes hingegen gibt es aber nicht. Denn der PH-Wert des Blutes wird durch körpereigene Regulationsmechanismen stets zwischen **PH 7,35 und 7,45** gehalten. Also immer leicht basisch. Übersäuern können demnach nur Zellen und Gewebe. Und hier spielen die **Mineralien** Calcium, Magnesium, Kalium und Natrium eine große Rolle. Dabei entsäuern die Mineralien Calcium und Natrium extrazellulär *(=außerhalb von Zellen)*, während Kalium und Magnesium intrazellulär *(=innerhalb der Zellen)* **ent**säuern. Über eine ausreichende Versorgung mit Natrium muss man sich im Prinzip keine Sorgen machen, denn unser Essen ist heutzutage stark gesalzen *(Kochsalz= Natriumchlorid)*, sodass ein Mangel an Natrium nicht zu erwarten ist. Auch Calcium nehmen die Menschen viel zu viel auf. Die meisten Menschen sind krank durch *Verkalkung* (viel zu viel Calcium, bei gleichzeitig erschreckend wenig Magnesium). Nach neuesten Untersuchungen sind **70% aller Menschen mit Kalium unterversorgt.** Früher aßen die Menschen sehr viel kaliumhaltiges Obst und Getreide. Natrium hingegen *(„Das weiße Gold")*, war rar. Heute ist es genau umgekehrt. Natrium ist allgegenwärtig und Kalium Mangelware! Dabei ist Kalium äußerst wichtig, denn **ohne ausreichend Kalium übersäuern unsere Zellen!** Kalium-Mangel kann auch Krebs auslösen oder diesen fördern. Es gibt Studien, die einen eindeutigen Zusammenhang belegen. Dazu mehr in meinem Buch *„Insider-Heilverfahren gegen Krebs"* und/oder *„Krebs vorbeugen mit Medizin aus* *der Natur"*. Die empfohlene Tagesmenge an Kalium liegt bei 4,7 g am Tag, was jedoch kaum ein Mensch schafft. Doch schauen wir uns einmal an, wie stark die Kalium-Aufnahme früher war:

Früher:	Heute:
Kalium **10 g** / Tag	Kalium **3,5 g** / Tag
Natrium **0,8 g** / Tag	Natrium **4,3 g** / Tag

(Quelle: Weltgesundheitsorganisation, 12)

Sie sehen also: Das Verhältnis von Kalium zu Natrium war früher bei 10:1. Heute ist es im besten Falle bei 1:1, wobei oftmals sogar noch mehr Natrium als Kalium konsumiert wird. Kalium und Natrium sind Gegenspieler. Und je mehr Natrium wir zu uns nehmen (und das ist heutzutage eine Menge, denn fast überall ist Salz enthalten), desto mehr Kalium brauchen wir. Wer Kalium nicht als Nahrungsergänzungsmittel einnehmen möchte, der kann auch auf kaliumhaltige Nahrungsmittel zugreifen: Viel Kalium enthalten neben den bereits erwähnten Avocados vor allem Bananen, Aprikosen und auch Kartoffeln (u.a.).

Achtung: Menschen mit eingeschränkter Nierenfunktion sollten Kalium nur nach Rücksprache mit ihrem Arzt konsumieren! Eine Kalium-Vergiftung kann im schlimmsten Fall zum Herzstillstand führen. Das ist bei gesunden Nieren aber normalerweise nicht zu befürchten, da ein Überschuss ganz einfach über den Urin ausgeschieden wird. Auch in Anbetracht dessen, dass der Kaliumkonsum früher bei 10 g am Tag lag, ist diese Menge eher die ursprüngliche Norm und von einer Vergiftung meilenweit entfernt. Es <u>kann</u> auch zu einer so genannten „Erstverschlimmerung" der Akne kommen, da Kalium die Zellen entsäuert. Lassen Sie sich davon aber nicht entmutigen und machen Sie weiter!
Tipp: Natron besser nicht! Verzichten Sie auch weitgehend auf Natriumbicarbonat, auch bekannt unter der Bezeichnung „Natron", da dieses eine Natrium-Verbindung ist und daher den weit verbreiteten Kalium-Mangel noch weiter verschlechtert!

Kalium in pflanzlichen Nahrungsmitteln:

Pfifferling getrocknet	**4.485 mg**
Steinpilz getrocknet	**2.177 mg**
Hefe	**2.000 mg**
Sojabohne geröstet	**1.803 mg**
Aprikose getrocknet	**1.654 mg**
Weizenkleie	**1.390 mg**
Pflaumen getrocknet	**1.218 mg**
Banane getrocknet	**1.201 mg**
Feige getrocknet	**1.082 mg**
Kartoffelchips	**1.000 mg**
Pistazie geröstet	**985 mg**
Champignoncremesuppe Trockenprodukt	**910 mg**
Weizenkeime	**837 mg**
Süße Mandeln	**835 mg**
Kürbiskerne	**814 mg**

Alle Angaben je 100 g
(Quelle: *US DEPARTMENT OF AGRICULTURE*)

Kalium ▶ Auf einen Blick

Dosierungs-Richtwert:	5 g / Tag, z.B. 7 Beutel „Kalium Verla"/Tag
€ Kosten:	ca. **20 € / Monat**
Auf was zu achten ist:	Menschen mit Niereninsuffizienz bzw. nicht einwandfreier Nierenfunktion sollten auf Kalium vorerst verzichten, **sonst kann es zum Herzstillstand kommen**. Fragen Sie Ihren Arzt!
Bezugs-quellen:	Diverse Internetshops, evtl. auch Reformhäuser oder Apotheken. Bekannt ist z.B. das „Kalium Verla" aus der Apotheke. Am günstigsten ist die 500-Beutel-Packung (PZN **08503982**) in Online-Apotheken (Preisvergleich, z.B. bei medizinfuchs.de)
Studien:	(12)

Angaben ohne Gewähr. Anwendung auf eigene Gefahr!

Wirkung positiv getestet bei:

In vitro (Reagenzglas)	In vivo (Tiere)	In vivo (Mensch)
		✔

Akne durch Mangel an Vitamin A, E, Zink und Selen

In Studien fand man heraus, dass alle Akne-Patienten **zu wenig** Vitamin A, Vitamin E *(Studien 2, 3)* sowie Zink *(Studie 2)* und Selen *(Studie 69)* im Blut hatten, im Gegensatz zur Kontrollgruppe ohne Akne. Zusätzlich war die Akne-Gruppe aufgeteilt in „leichte Akne" und „schwere Akne" *(Studie 2)*. Man fand heraus, dass die Gruppe „schwere Akne" *noch weniger* Vitamin E und Zink im Blut hatte, als die Gruppe „leichte Akne". Daraus kann man schlussfolgern, dass die Schwere der Akne mit dem Vitamin E- und Zinkmangel korreliert. Das ist auch nicht verwunderlich. **Akne-Patienten haben zu viel oxidativen Stress durch die Oxidation von Fettsäuren im Körper**, die die fettlöslichen Antioxidantien Vitamin A und E verbrauchen. Zink ist ein wichtiges Spurenelement zur Wundheilung. Da Akne ein entzündliches Geschehen ist, ist es auch verständlich, dass dieses ebenso zum schnellen Verbrauch im Körper führt. Selen ist ebenso ein starkes Antioxidans, welches durch die Akne-Entzündungsprozesse verbraucht wird. Dazu kommt noch, dass Europa generell ein Selen-Mangel-Gebiet ist und die Versorgung der Bevölkerung grundsätzlich niedrig ist.

Vitamin A (Retinol) kommt nur in tierischen Produkten vor. Es gibt in den Pflanzen jedoch eine Vorstufe des Vitamin A, das so genannte **Beta Karotin** (auch Provitamin A genannt), welches in der Leber zum aktiven Vitamin A umgewandelt wird. Im Gegensatz zu tierischen Produkten, ist durch pflanzliches Provitamin A keine Überdosierung von Vitamin A möglich, da der Körper das Beta-Karotin nur bei Bedarf in das aktive Vitamin A umwandelt. Sprich: Sind die Vitamin A-Speicher voll, wird auch kein Beta-Karotin zu Vitamin A umgewandelt. Das Beta-Karotin finden Sie vor allem in Obst und Gemüse mit orangen Farben. Aber auch grüne Gemüse wie Grünkohl sind reich an Beta-Karotin. Vitamin A ist wichtig für die Zellbildung und vor allem für gesunde Augen und eine gute Sehkraft (auch bei Nacht). Zusätzlich ist Vitamin A ein fettlösliches Antioxidans, welches vor freien Radikalen schützt. Die Schutzwirkung können Sie auch selbst mittels einem „Freie Radikale Test" für den Urin überprüfen. Bestellbar in einigen Online-Apotheken unter der PZN *10847588*. **Tipp**: Kombinieren Sie die Beta-Karotin reichen Lebensmittel immer mit einem Fett/Öl. Dann kann es vom Körper besser aufgenommen werden! Denn das Provitamin A ist fettlöslich. *Rote Paprika* enthalten noch mehr Beta-Karotin als die übrigen Farben! Natürlich können Sie Beta-Carotin auch als Tabletten einnehmen. Akne-Patienten haben signifikant erniedrigte Vitamin A-Spiegel im Blut im Gegensatz zu Kontrollen ohne Akne *(Studien 2, 3)*.

Beta-Carotin in pflanzlichen Nahrungsmitteln:

Paprika (rot)	**26,0 mg**
Gebackene Süßkartoffeln	**11,0 mg**
Karotten	**8,2 mg**
Gekochtes Senfgrün	**7,4 mg**
Rübengrün und Dosenkürbis	**6,9 mg**
Baby Karotten	**6,3 mg**
Gekochter Spinat	**6,2 mg**
Löwenzahngrün	**5,8 mg**
Spinat	**5,6 mg**
Römersalat	**5,2 mg**
Rübengrün	**4,5 mg**
Mangold gekocht	**3,6 mg**
Grünkohl	**2,8 mg**
Gekochter Winterkürbis	**2,7 mg**
Getrocknete Aprikosen	**2,1 mg**

Alle Angaben je 100 g
(Quelle: US DEPARTMENT OF AGRICULTURE)

Dosierungs-Richtwert:	10 mg / Tag Beta-Carotin oder 1 mg/Tag als reines Vitamin A
€ Kosten:	ca. **4 € / Monat**
Auf was zu achten ist:	Kombinieren Sie Beta-Carotin immer mit einem Fett/Öl, da das Vitamin fettlöslich und nicht wasserlöslich ist. Die Aufnahme wird dadurch verbessert. Kapseln beinhalten idealerweise bereits ein Öl.
Bezugs-quellen:	Reformhäuser, Internetshops, Apotheken. Oder durch die Lebensmittel.
Studien:	(2) (3)

Angaben ohne Gewähr. Anwendung auf eigene Gefahr!

Wirkung positiv getestet bei:

In vitro (Reagenzglas)	In vivo (Tiere)	In vivo (Mensch)
		✔

Vitamin E ist ein fettlösliches Vitamin, von dem es 16 verschiedene Arten gibt. Das *Alpha-Tocopherol* ist die am besten erforschte Form, die in den meisten Nahrungsergänzungsmitteln (Kapseln) vorkommt. Doch immer mehr Studien kommen zu dem Schluss, dass das ***Gamma-Tocopherol* deutlich stärker** antioxidativ und entzündungshemmend wirkt als das *Alpha*-Tocopherol *(Studien 16, 17, 18)*. In Nahrungsmitteln kommt Vitamin E nicht als Alpha-Tocopherol vor, sondern als eine Mischung aus Beta-, Delta- und Gamma-Tocopherolen, die sich in ihrer Wirkung gegenseitig ergänzen und verstärken. In den meisten (meist billigen) Präparaten finden Sie lediglich das Alpha-Tocopherol. Nahrungs-Quellen für das hochwertige Vitamin E sind Nüsse, Spinat und Vollkornprodukte. Von den Ölen hat Weizenkeimöl den höchsten Vitamin E-Gehalt. 10 ml (ein Esslöffel) beinhalten bereits ca. 20 mg Vitamin E. Bei einem Tagesbedarf von 15 mg für Erwachsene, haben Sie durch 10 ml Weizenkeimöl/Tag ihren Tagesbedarf bereits gedeckt. Wenn Sie lieber ein Präparat einnehmen möchten, achten Sie darauf, dass gemischte Tocopherole enthalten sind, einschließlich und vor allem das **Gamma-**

Tocopherol. Vitamin E ist ein starkes **fettlösliches** Antioxidans, welches die Oxidation von Fettsäuren hemmt. Das sind wild gewordene Sauerstoffmoleküle, denen ein Elektron fehlt. Und auf der Suche nach dem fehlenden Elektron, klauen sie es sich von anderen Stoffen. Es wird also eine ganze Kettenreaktion ausgelöst, die nur durch fettlösliche Antioxidantien gestoppt werden kann. Zwar gibt es auch wasserlösliche Antioxidantien, aber in Bezug auf Akne scheinen nur die fettlöslichen Antioxidantien interessant und wichtig zu sein. Vitamin E hemmt auch die Thrombozytenaggregation, also das Zusammenklumpen von Blut und kann daher Herzinfarkte und Schlaganfälle vorbeugen.

Vitamin E in pflanzlichen Nahrungsmitteln

Weizenkeimöl	**149 mg**
Haselnussöl	**47 mg**
Mandelöl	**39 mg**
Getrocknete Sonnenblumenkerne	**35 mg**
Reiskleieöl	**32 mg**
Paprika	**29 mg**
Mandeln	**25 mg**
Curry Pulver	**25 mg**
Mandelbutter	**24 mg**
Rapsöl	**17 mg**
Gerösteter Weizenkeim	**16 mg**
Erdnussöl	**15 mg**
Haselnüsse	**15 mg**
Olivenöl	**14 mg**
Maisöl	**14 mg**

Alle Angaben je 100 g
(Quelle: US DEPARTMENT OF AGRICULTURE)

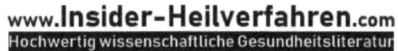

Dosierungs-Richtwert:	15 mg / Tag. <u>Kurweise</u> sind auch etwas höhere Dosen in Ordnung.
€ Kosten:	Weizenkeimöl würde ca. **15 €/Monat** kosten. Ein gutes Vitamin E-Präparat mit allen Formen ca. 10 €/Monat.
Bezugs-quellen:	Apotheken, Reformhäuser, Internetshops. Sie können Kapseln verwenden, Weizenkeimöl oder andere Nahrungsmittel.
Auf was zu achten ist:	Achten Sie bei Präparaten auf eine Mischung von <u>Alpha</u>- und <u>Gamma</u>-Tocopherolen. Vitamin E sollte nicht überdosiert werden. Zusammen mit Vitamin A, K, und D gehört es zu den fettlöslichen Vitaminen, die der Körper stärker speichert als die Wasserlöslichen. Das kann in zu hohen Dosen toxisch wirken.
Studien:	(2) (3)

Angaben ohne Gewähr. Anwendung auf eigene Gefahr!

Wirkung positiv getestet bei:

In vitro (Reagenzglas)	In vivo (Tiere)	In vivo (Mensch)
		✔

Zink ist ein sehr wichtiges Spurenelement für den menschlichen Körper. Zinkmangel ist heute weltweit als Unterernährungsproblem bekannt. Die Bioverfügbarkeit spielt eine wichtige Rolle bei der Absorption. Der wichtigste Hemmer der Zink-Aufnahme ist Phytinsäure (Inositolhexa- und Pentaphosphat). Hier handelt es sich um einen sekundären Pflanzenstoff, der in den äußeren Randschichten von Hülsenfrüchten, Getreide sowie vielen Samen vorkommt. Phytinsäure ist die wichtigste Speicherform von Phosphor in Hülsenfrüchten, Getreiden und Nüssen. **Der Phytin-Gehalt kann durch 12-stündiges Einweichen in 20 Grad warmen Wasser deutlich verringert werden.** Allerdings nur bei Getreide und Hülsenfrüchten, nicht bei Nüssen! Bei Nüssen konnte in einer Studie *(70)* kein reduzierter Phythin-Gehalt festgestellt werden, weshalb sich hier das Einweichen nicht lohnt.

Zink in pflanzlichen Nahrungsmitteln

Weizenkleie	**13 mg**
Weizenkeime	**12 mg**
Hefe	**8 mg**
Kürbiskerne	**7 mg**
Pfifferling getrocknet	**6 mg**
Sonnenblumenkerne	**5 mg**
Cashewnüsse	**4 mg**
Steinpilz getrocknet	**5 mg**
Sojabohnen	**4 mg**
Haferflocken	**4 mg**
Paranüsse	**4 mg**
Hirse	**3,4 mg**
Erdnüsse	**3,4 mg**
Weizengrieß	**3,3 mg**
Erdnussbutter/mus	**3 mg**

Alle Angaben je 100 g
(Quelle: US DEPARTMENT OF AGRICULTURE)

Im Gegensatz zur Phytinsäure **erhöhen** Proteine (Eiweiße) die Zink-Resorption. Zu den wichtigsten Mangelsymptomen gehören Anämie (Blutarmut), Hypogonadismus (zu wenig Geschlechtshormone) sowie Zwergwuchs. Zink ist besonders wichtig für das Immunsystem, für Haut, Haare und Nägel, zur **Wundheilung**, zur Bildung von Hormonen wie Testosteron und zur Spermienproduktion. Akne-Patienten haben signifikant erniedrigte Zink-Spiegel im Blut im Gegensatz zu Kontrollen ohne Akne *(Studie 2)*.

Dosierungs-Richtwert:	**10-16 mg / Tag** ist die empfohlene Tagesdosis der deutschen Gesellschaft für Ernährung. Jedoch können **kurweise** auch höhere Dosierungen bis zu 100 mg/Tag eingenommen werden. Jedoch sollte so eine Hochdosis-Kur zwei Wochen nicht überschreiten.
€ Kosten:	Präparate gibt es in Online-Shops bereits ab **1,50 € / Monat**. In Apotheken ist es naturgemäß deutlich teurer.
Bezugs-quellen:	Reformhäuser, Internetshops, Apotheken. Oder durch die Nahrung.
Auf was zu achten ist:	Da Kupfer der Gegenspieler von Zink ist, sollten Sie auch auf ausreichend Kupfer achten! Am besten kaufen Sie sich ein Multivitamin-Präparat, wo Zink und Kupfer zu 100% der Tagesdosis vorkommen, jedoch nur geringe Mengen an Vitamin B6 + B12, da diese in zu hohen Dosen Akne verursachen können.
Studien:	(2) (70)

Angaben ohne Gewähr. Anwendung auf eigene Gefahr!

Wirkung positiv getestet bei:

In vitro (Reagenzglas)	In vivo (Tiere)	In vivo (Mensch)
		✔

Bei **Selen** handelt es sich um ein lebenswichtiges Spurenelement, welches wir zwingend mit der Nahrung aufnehmen müssen, da der Körper es nicht selbst herstellen kann. Viele Regionen der Welt, so auch Europa, gelten als Selen-Mangelgebiete. Große Teile der Bevölkerung sind mit Selen unterversorgt. Doch auch eine Überdosierung birgt große Gesundheitsgefahren. Sowohl ein zu viel, als auch ein zu wenig an Selen schadet massiv die Gesundheit, weshalb auf eine exakte Dosierung geachtet werden sollte. Selen ist eines der **stärksten körpereigenen Antioxidantien**, schützt Zellen also vor oxidativem Stress und ist auch an zahlreichen Enzymen beteiligt. Vor allem an der *Glutathionperoxidase*, welche freie Sauerstoff-Radikale unschädlich macht. Akne-Patienten haben signifikant erniedrigte Selen-Spiegel im Blut im Gegensatz zu Kontrollen ohne Akne *(Studie 69)*. Besonders reich an Selen sind Paranüsse mit ca. 1.900 Mikrogramm pro 100 g. Daher ist es wichtig, nicht zu viel davon zu essen, da es hier schnell zu einer Überdosierung führen kann, die toxisch wirkt.

Selen in pflanzlichen Nahrungsmitteln

Paranüsse	**1.917 mcg**
Gemahlene Senfkörner	**208 mcg**
Sonnenblumenkerne	**79 mcg**
Weizenkeime	**65 mcg**
Chia-Samen	**55 mcg**
Vollkornbrot	**52 mcg**
Kleieflocken	**52 mcg**
Getrocknete Shiitake-Pilze	**46 mcg**
Haferkleie	**45 mcg**
Vollkorn-Fladenbrot	**44 mcg**
Erdnussbutter	**40 mcg**
Gelber Senf	**33 mcg**
Haferkleie Flocken	**26 mcg**
Schokoladengetränkepulver	**21 mcg**
Weizencreme	**20 mcg**

Alle Angaben je 100 g
(Quelle: US DEPARTMENT OF AGRICULTURE)

Dosierungs-Richtwert:	100 mcg / Tag als Selenhefe. Verwenden Sie nicht mehr, da Selen in höheren Dosen toxisch wirkt!
€ Kosten:	Ca. **2 – 3 € / Monat**
Bezugs-quellen:	Diverse Internetshops und Apotheken (z.B. PZN: **10310003**)
Auf was zu achten ist:	Selen sollte nicht überdosiert werden, da es ansonsten toxisch wirken kann! Das gilt auch für den Konsum von Lebensmitteln. 100 g Paranüsse enthalten bereits 1.900 mcg Selen, welches sehr bedenklich ist. Andere Lebensmittel haben weitaus geringere Konzentrationen.
Studien:	**(70)**

Angaben ohne Gewähr. Anwendung auf eigene Gefahr!

Wirkung positiv getestet bei:

In vitro (Reagenzglas)	In vivo (Tiere)	In vivo (Mensch)
		✔

Akne durch Darmpilze
und Mangel an Darmbakterien

„Die Haut ist der Spiegel des Darms": So ein Spruch aus der Naturheilkunde. Vor 80 Jahren kamen zwei Dermatologen (John H. Stokes und Donald M. Pillsbury) auf die Idee, dass emotionale Zustände (z.B Depressionen und Angst) die normale bakterielle Hautflora verändern, die Darmdurchlässigkeit erhöhen und zur systemischen Entzündung beitragen können. Sie waren auch unter den ersten, die die Verwendung von probiotischen Lactobacillus acidophilus Kulturen vorschlugen. In den letzten Jahren wurden ihre Theorien durch moderne wissenschaftliche Untersuchungen weiter untersucht: In Studien *(71)* zeigten Probiotika eine Hemmwirkung auf das Propionibacterium acnes. Des Weiteren wurde festgestellt, dass Probiotika das Zytokin Interleukin-8 in Epithelzellen und Keratinozyten hemmen, was auf immunmodulatorische Aktivitäten auf Keratinozyten und Epithelzellen

hindeutet. **Es ist offensichtlich, dass eine Darmbakterien-Dysbalance mit der Haut und insbesondere mit der Schwere der Akne verbunden ist**, durch ihre Fähigkeit, systemische Entzündungen, oxidativen Stress, glykämische Kontrolle und sogar die Stimmung zu beeinflussen.

Ebenso interessant ist die Substanz **Lecithin** (eine Mischung aus Phospholipiden, Cholin und Inositol). Diese gibt es als Granulat günstig in Drogerien. Sie hilft beim Aufbau der Darmschleimhaut. Ein löchriger Darm ist unter dem Begriff „Leaky gut-Syndrom" bekannt und kann ebenso zu Akne und anderen Entzündungen beitragen, da die Nahrung aus dem Darm so in den Blutkreislauf gelangt. Lecithin ist ein ausgezeichnetes Mittel, dieses Problem schnell zu beheben. Da Lecithin auch große Mengen Inositol enthält (was hier im Buch ja bereits gegen Hormonstörungen beschrieben wurde), haben Sie mit Lecithin-Granulat gleich zwei Fliegen mit einer Klappe geschlagen und können auf das isolierte Inositol verzichten. Lecithin-Granulat ist darüber hinaus auch ein ideales Mittel, um Fett abzubauen. Es hilft nicht nur bei der Gewichtsreduktion, sondern entfettet sämtliche Organe und Gewebe, so auch eine **Fettleber**.

Kokosöl gegen Candida-Darmpilze: Dieses Öl besteht hauptsächlich aus gesättigten Fettsäuren. Es ist daher kaum anfällig für Oxidation und eignet sich ideal zum braten und kochen. Zwei besondere Fettsäuren im Kokosöl sind interessant: Die Laurinsäure, welche einen Anteil von ca. 45% einnimmt und Caprylsäure, welche zu ca. 7% vorkommt. Beide Fettsäuren wirken gegen Bakterien, Viren und Pilze. In Studien an Mäusen konnte der Konsum von **Kokosöl zu signifikant weniger Candida-Besiedelung im Darm führen**. Selbst dann, wenn der Pilz im Darm bereits vorhanden war (Studie 72).

Dosierungs-Richtwert:	*Je eine Tablette am Tag:* Lactobacillus acidophilus Lactobacillus Casei Lactobacillus Gasseri Lactobacillus Reuteri 50 g Lecithin / Tag Zwei Esslöffel Kokosöl / Tag (verwenden Sie es auch zum braten!)
€ Kosten:	**ca. 50 € / Monat** für die Darmbakterien **ca. 20 € / Monat** für das Lecithin-Granulat **ca. 10 € / Monat** für das Kokosöl
Bezugs-quellen:	Diverse Internetshops, Apotheken
Auf was zu achten ist:	Durch den Einsatz von Antibiotika, wird die Wirkung der Darmbakterien zunichte gemacht. Sie sollten daher nicht beides gleichzeitig anwenden! Achten Sie darauf, dass das Kokosöl keine gehärteten Fette enthält!
Studien:	**(71) (72)**

Angaben ohne Gewähr. Anwendung auf eigene Gefahr!

Wirkung positiv getestet bei:

In vitro (Reagenzglas)	In vivo (Tiere)	In vivo (Mensch)
✔	✔	✔

Akne heilen mit Homöopathie

In einer Studie *(74)* wurden zwei Fälle schwerer Akne vorgestellt, die mit individualisierten homöopathischen Arzneimitteln behandelt wurden. Beide Patienten wurden mit der klassischen Methode der Homöopathie behandelt. Es wurde also ein Medikament verschrieben, das sich an den individuellen Eigenschaften des Patienten orientierte. **Bei beiden Patienten kam es zu einer Heilung** und die Langzeitbeobachtung deutete darauf hin, dass die Therapie noch lange nach Beendigung der Behandlung wirksam blieb. Es wurden keine Nebenwirkungen festgestellt.

In einer weiteren Studie *(75)* wurden 85 Patienten mit der klassischen Homöopathie behandelt. Die meisten von ihnen hatten vor Beginn der Homöopathie eine schulmedizinische Behandlung gegen Akne erhalten, die weitgehend erfolglos blieb. Jedem Patienten wurde ein einzelnes homöopathisches Arzneimittel verschrieben und in Abständen von 6 bis 8 Wochen beobachtet. Insgesamt kamen 17 verschiedene homöopathische Mittel zum Einsatz. Nach Beginn der Therapie kam es zwischen 1 und 6 Monaten **bei 81,9% der Probanden zu einer Heilung der Akne.**

Die am häufigsten verschriebenen homöopathischen Mittel waren:

- Lycopodium (38,6%)

- Palladium (15,7%)

- Platin (12,1%)

„Homöopathie sei nicht wissenschaftlich" ist eine Lüge!

Die Homöopathie (übersetzt „ähnliches Leiden") ist eine Behandlungsmethode, die auf den Vorstellungen des deutschen Arztes Samuel Hahnemann beruht. Es handelt sich hierbei um eine uralte Heilmethode, die es bereits seit 1796 gibt. Das Prinzip ist simpel erklärt: Gifte, die bei gesunden Menschen Krankheiten *auslösen*, benutzt man in der Homöopathie extrem stark verdünnt. Und zwar meist so stark verdünnt, dass chemisch gesehen kein Molekül mehr übrig bleibt. Es ist so, als würde man ein Stuck Würfelzucker in den Bodensee schmeißen und anschließend 1x umrühren. Nur mit dem Unterschied, dass das *Schütteln* der homöopathischen Lösung eine besondere Bedeutung zukommt. Mit dem stark verdünnten Gift, welches chemisch gesehen nicht mehr existiert, sollen genau die Krankheiten geheilt werden, die es in hoher Konzentration *auslösen* würde. Die Homöopathie ist somit kein chemisches Heilverfahren, sondern es handelt sich hierbei um Informations-Medizin. Das Stück Würfelzucker im Bodensee ist chemisch zwar nicht mehr nachweisbar. Aber alle Zeugen, die bei dem hineinwerfen dabei waren, wissen es. Und genau darum geht es. Um Information. Es wird dem Organismus also eine Information zugeteilt, die gewisse chemische Veränderungen und damit Heilung bringen soll. In der Homöopathie verwendet man dazu so genannte *Potenzen*. Je länger die ersten Symptome zurückliegen, desto höher sollte die Potenz sein. Grundsätzlich sollen höhere Potenzen stärker wirken als niedrige. Auch wenn das sehr paradox klingen mag...

Hier finden Sie eine Übersicht über die einzelnen Potenzen:

D1:	1:10
D2 / C1:	1:100
D4 / C2:	1:10.000
D6 / C3:	1:1.000.000 (1 Mio.)
D8 / C4:	1:100.000.000 (100 Mio.)
D24 / C12:	ein Tropfen im gesamten Atlantik
D60 / C30:	ein Tropfen auf Milliarden von Galaxien
D1000/C500:	Höchste D-Potenz
C1000:	Höchste C-Potenz

Wenn Sie mehrere homöopathische Mittel einnehmen, sollte zwischen den Mitteln immer ein Abstand von 15-30 Min. liegen. Es sei denn, Sie nehmen homöopathische Mittel, welche zusammengehören und sich ergänzen.

Klassische Homöopathie: In der klassischen Homöopathie wird ein erfahrener Homöopath mit Ihnen einen großen Fragen-Katalog durchgehen und auch ggf. mit Hilfe der Kinesiologie, das auf Ihre Bedürfnisse *maßgeschneiderte* Mittel zuweisen.

Achtung: Aus völlig unverständlichen Gründen sind die meisten homöopathischen Mittel mit Laktose (Milchzucker) angereichert. Und das, obwohl 75% der Weltbevölkerung eine Laktose-Intoleranz hat. Auch wenn Sie glauben, dass Sie so eine Intoleranz nicht haben, ist es besser, auf Präparate *ohne* Milchzucker zu setzen, da diese besser vom Körper aufgenommen werden. Meist handelt es sich bei den mit Laktose angereicherten Präparaten um Tabletten. Aber es ist nicht auszuschließen, dass auch hier und da Globuli (Streukügelchen) mit Laktose beladen sind. Prüfen Sie daher vor jedem Kauf, dass keine Laktose enthalten ist!

Akne durch Schimmelpilze im Haus

Auch wenn es bislang keine wissenschaftlichen Untersuchungen dazu gibt: Erfahrungsberichte bestätigen einen deutlichen Zusammenhang zwischen Schimmel in der Wohnung und Akne! Sollten Sie Schimmel in der Wohnung feststellen, sollten Sie diesen umgehend mit Anti-Pilz-Mitteln entfernen bzw. die Wohnung sanieren oder sich eine andere suchen. Schimmelpilze sind nicht nur lokal auf der Wand, sondern sie verteilen in der ganzen Wohnung kleine Staubpartikel, die toxisch auf den Organismus wirken. Der Körper versucht dann mittels Entzündungen diese Toxine über die Haut loszuwerden. Ist ein Auszug oder Wohnsanierung so schnell nicht möglich, entgiften sie sich zunächst mit den Methoden, wie sie im Kapitel *„Akne durch Toxine"* beschrieben werden.

Akne durch Karies

Ein Fallbericht *(33)* beschreibt einen Mann mittleren Alters, der bereits mehrere gescheiterte Versuche mit dem Akne-Medikament Isotretinoin hinter sich hatte. Erst durch Entfernung der Karies verschwand die Akne. Sicher werden Sie es schon selbst bemerkt haben, dass Pickel meist genau an der Stelle entstehen, wo ein kariesbefallener Zahn in der Nähe ist. Karies löst eine Entzündung aus, die sich durchaus auf die umliegende Haut übertragen kann. Gesunde Zähne sind also das A und O für eine aknefreie Haut!

Akne durch Eisen-Überschuss

Im Körper des Menschen befinden sich rund 2-4 g Eisen. Rund 2/3 befinden sich im Blut und dort gebunden an das Hämoglobin (dem roten Blutfarbstoff). 1/3 des Eisens speichert der Körper vor allem in der Leber, aber auch in der Milz und im Knochenmark. Die tägliche empfohlene Zufuhr durch die Nahrung liegt bei ca. 15 mg für Frauen und 10 mg für Erwachsene.

Obwohl Eisen ein sehr wichtiges Spurenelement ist und für die Blutbildung und Sauerstoffversorgung unverzichtbar ist, so kann es in zu hohen Dosierungen auch schädlich wirken. Zu hohe Eisen-Mengen können beispielsweise durch zu hohen Fleisch-Konsum entstehen. Eisen braucht der Mensch nur in **sehr geringen Mengen**. Es ist ein sehr reaktionsfreudiges Metall, das heißt, dass es schnell oxidiert wird und zu Entzündungen im Körper (wie z.B. Akne) führen kann. Ein Überschuss an Eisen kann durch seine entzündliche Wirkung auch Falten begünstigen. Eisen-Überschuss ist ebenso mit Krebs assoziiert und je höher der Eisenspiegel, desto größer das Krebsrisiko. In meinen Büchern *„Krebs vorbeugen mit Medizin aus der Natur"* sowie *„Insider-Heilverfahren gegen Krebs"* gehe ich detailliert darauf ein. Interessanterweise finden sich immer wieder **erstaunliche Heilerfolge, insbesondere bei Hauterkrankungen, durch Ausleitung von Eisen**. Frauen scheiden durch ihre monatliche Menstruation bereits ausreichend Eisen aus, so dass bei ihnen ein Mangel an Eisen viel häufiger vorkommt als ein Überschuss. Bei Männern besteht viel öfter ein Überschuss. **Blutspenden** sind daher eine ideale Möglichkeit, überschüssige Mengen Eisen auszuscheiden. Ebenso geeignet ist die **Alpha-Liponsäure**, welche zur Entgiftung hier im Buch unter dem Kapitel „Maßnahmen zur Entgiftung" ausführlich beschrieben wird.

Dosierungs-Richtwert:	Durch regelmäßiges Blutspenden oder: Täglich 600 mg Alpha-Liponsäure, morgens auf <u>nüchternen</u> Magen
€ Kosten:	ca. **27 €** / Monat (für die Alpha-Liponsäure)
Bezugs-quellen:	Internetshops, Apotheken (z.B. unter der PZN **10045245**)
Auf was zu achten ist:	**Lassen Sie Ihren Eisenspiegel messen:** Ideal ist die Transferrinsättigung. Ein Quotient aus Eisen und Transferrin (dem Eisen-Transport-Protein). Der Normbereich liegt zwischen **16 und 45%**. Dieser Wert gibt Auskunft darüber, wie viel Prozent des Eisens im Blut mit dem Transportprotein Transferrin beladen ist. Erhöhte Werte deuten auf einen Eisen-Überschuss hin. Ihr Arzt wird ggf. weitere Eisen-Parameter messen, um die Ursache herauszufinden. **Eisen ausleiten mit Alpha-Liponsäure:** Achten Sie unbedingt darauf, dass es sich um die (R+)-Variante handelt! Nur diese ist das Original. Andere Formen sind synthetisch hergestellt und haben eine deutlich schwächere Wirkung! Außerdem sollten Sie die Tabletten erst 2 Std. nach dem essen einnehmen oder 30 Min vor dem essen, da Nahrung die Aufnahme der Alpha-Liponsäure vermindert! Das Beste ist jedoch die Einnahme morgens auf nüchternen Magen!
Studien:	**(605) (606) (607) (608)**

Angaben ohne Gewähr. Anwendung auf eigene Gefahr!

Wirkung positiv getestet bei:

In vitro (Reagenzglas)	In vivo (Tiere)	In vivo (Mensch)
		✔

Akne durch Vitamin B6- und Vitamin B12-Überdosierung

Schon seit den 70er Jahren ist bekannt, dass zu hohe Dosen Vitamin B6 und/oder Vitamin B12 zu Akne führen kann *(Studien 34, 35)*. Es wurde festgestellt, dass die Akne nach Absetzen der zu hoch dosierten Vitamine schnell wieder verschwand. Durch Nahrungsmittel kann es im Prinzip zu keiner Überdosierung kommen. Werden jedoch Präparate eingenommen mit hohen Dosen, so wie sie in der Natur gar nicht vorkommen, ist mit Akne zu rechnen. **Die deutsche Gesellschaft für Ernährung empfiehlt um die 1,5 mg Vitamin B6 sowie 3 Mikrogramm (mcg) Vitamin B12/Tag.** Speziell Vitamin-Präparate aus den USA neigen maßlos zur Überdosierung. Mengen von bis zu 50 - 100 mg Vitamin B6 pro Tablette sind dort keine Seltenheit! Und auch in Deutschland findet man solch hoch dosierte Präparate. Orientieren Sie sich daher lieber an die Vitamin-Mengen wie sie auch in der Natur vorkommen und wie sie von der deutschen Gesellschaft für Ernährung empfohlen werden.

Akne durch Demodex-Milben

Strittig ist bis heute, ob eine Infektion mit so genannten Demodex-Milben Akne verursacht oder nicht. Einige Studien kamen zu positiven Ergebnissen und andere wiederum nicht. Wenn Sie schon alles gegen Akne versucht haben und nichts bislang geholfen hat, dann probieren Sie es doch einmal mit dem Abtöten der Milben durch **96% Alkohol**. Dieser zieht schnell ein und ist sehr gut hautverträglich. Noch besser, wenn Sie auch 1 bis 10% (je nach Verträglichkeit) Thymianöl mit hinzu mischen, um auch das Propionibacterium acnes gleich mitzubehandeln. Alternativ eignen sich auch Lemongrasöl oder Lavendelöl. Oreganoöl eignet sich zwar auch, jedoch verursacht dieses Öl ein starkes Brennen. Teebaumöl vertragen sehr viele nicht (es *verursacht* eher Entzündungen!), weshalb ich dieses Öl nicht empfehle!

Akne durch Milchprodukte

Dass Milch ungesund für Menschen ist, ist ja schon länger bekannt. Eine Kuh kann nur Milch geben, wenn sie schwanger ist. Die Milch ist also von vorne herein für **Kälber** bestimmt und für niemand anderen. Kein Tier trinkt im Erwachsenenalter noch Milch und schon gar nicht Artfremde! Katzen, denen man Milch verabreicht, erbrechen daran. Sie müssen immer bedenken, dass Milch Säuglingsnahrung ist und deren Inhalt somit perfekt auf die Bedürfnisse eines Kalbes abgestimmt ist: Viel Calcium und Wachstumshormone. Genau diese Wachstumshormone haben aber beim Menschen überhaupt nichts zu suchen! Das so genannte IGF-1 (Insulin growth factor), ist ein insulinähnlicher Wachstumsfaktor, der leider auch Akne begünstigt. **In Studien konnte eindeutig nachgewiesen werden, dass Milch- und Milchprodukte regelrecht die „perfekte Nahrung" sind, um Akne ausbrechen zu lassen** *(Studien 13, 14, 15)*. Hinzu kommt noch, dass 75% der gesamten Weltbevölkerung eine Milchzucker (Laktose)-Intoleranz haben und den enthaltenen Milchzucker nicht verwerten können. Weit verbreitet sind auch Milch-Allergien. Denken Sie auch daran, dass die modernen „Hochleistungs-Kühe" regelrechte Gebärmaschinen sind, die für die Milchproduktion missbraucht und misshandelt werden. Die Kühe werden zusätzlich mit Wachstumshormonen und Antibiotika gefüttert, um möglichst hohe Mengen Milch produzieren zu können. All das landet in der Milch beim Endverbraucher. Tun Sie sich also selbst einen Gefallen und streichen Sie alle Milchprodukte vom Speiseplan. Milch ist keine artgerechte Nahrung für Menschen und für sehr viele Krankheiten verantwortlich, einschließlich Akne.

Akne durch Mangel an essentiellen Fettsäuren

Eine 10-wöchige Studie wurde an 45 Teilnehmern mit leichter bis mittelschwerer Akne durchgeführt, die entweder einer **Omega-3-**Fettsäuregruppe (2.000 mg Eicosapentaensäure und Docosahexaensäure) <u>oder</u> einer **Gamma-Linolensäure**-Gruppe, zugewiesen wurden (Borretschöl, enthaltend 400 mg Gamma-Linolensäure). Die dritte Gruppe war eine Kontrollgruppe. **Nach 10 Wochen kam es sowohl in der Omega-3-Fettsäure-Gruppe, als auch in der Gamma-Linolensäure-Gruppe zu einer deutlichen Abnahme der entzündlichen und nicht-entzündliche Akne-Läsionen** *(Studie 24)*. **Bei Akne-Patienten wurde ein deutlicher Mangel an der essentiellen Omega 6- Linolsäure auf der Hautoberfläche beobachtet** *(Studie 23)*.

1. Erfahrungsbericht Borretschöl:

Obwohl die betreffende Person nur 1-2 Pickel im Monat bekam, waren diese immer riesig und stark entzündet. Die Person berichtet, dass sie schon sämtliche Standard-Produkte gegen Akne erfolglos testete. Borretschöl war das einzige Mittel was half und der Patient erfreut sich nun einer reinen Haut. Er bezeichnete Borretschöl sogar als den „heiligen Gral" gegen Akne. Noch dazu betont er, nie an die Wirkung von Borretschöl geglaubt zu haben. (Quelle E2)

2. Erfahrungsbericht Borretschöl:

Ein seit der Kindheit an Dermatitis (chronische Hautentzündungen) leidender Patient hatte eine ganze Reihe von schulmedizinischen Therapien und Ärzten hinter sich und keiner konnte ihm helfen. Bis er das Borretschöl entdeckte und auf die Haut schmierte. Seitdem klangen die Entzündungen rasch ab. Er kaufte sich zusätzlich noch Borretschöl in Form als Kapseln und nahm diese oral ein. Er berichtet, dass er seitdem eine reine und gesunde Haut hat, wie nie in seinem ganzen Leben zuvor. (Quelle E3)

Essentiell bedeutet lebensnotwendig. Das sind also die Fettsäuren, die wir mit der Nahrung unbedingt aufnehmen müssen, weil der Körper sie nicht selbst herstellen kann. Und das sind lediglich zwei:

Linolsäure (Omega 6) sowie

Alpha-Linolensäure (Omega 3)

Doch was bewirken eigentlich diese essentiellen Fettsäuren? Neben der Herstellung der lebensnotwendigen Gewebshormone (Prostaglandine), hemmen diese essentiellen Fettsäuren auch die übermäßige Bildung des Abbauprodukts von Testosteron, dem Dihydrotestosteron (DHT). Dieses begünstigt eine zu starke Aktivität der Talgdrüsen und kann daher entweder Akne triggern oder gar auslösen. **Den stärksten DHT-hemmenden Effekt hat die Gamma-Linolensäure** *(Studie 8)* aus Borretschöl und/oder Nachtkerzenöl. Das ist zwar keine essentielle Fettsäure, denn sie wird aus der essentiellen Fettsäure Linolsäure (Omega 6) vom Körper selbst hergestellt. Die Linolsäure selbst hat <u>ebenso</u> eine DHT-hemmende Wirkung, genau wie auch die Alpha-Linolensäure (Omega 3), *(Studie 8)*. Jedoch haben sehr viele Menschen einen Enzymmangel, um die Fettsäuren weiter konvertieren zu können (daher ist das Borretschöl wirksamer als herkömmliche Öle, wo „nur" Linolsäure enthalten ist, denn im Borretschöl kommt die Gamma-Linolensäure bereits fertig vor). Durch den Mangel an essentiellen Fettsäuren und den weit verbreiteten Enzym-Mängeln, kommt es zum Mangel an Gewebshormonen (Prostaglandinen), mit zahlreichen Konsequenzen für die Gesundheit. Für die Akne interessant ist aber vor allem das DHT, also das Abbauprodukt des Testosterons. Leider herrscht der weit verbreitete Irrglaube, dass wir mit Omega 6-Fettsäuren angeblich maßlos überversorgt seien und es lediglich an Omega 3 mangeln würde. Dem ist jedoch ganz sicherlich <u>nicht</u> so! Denn die Linolsäure mit DHT-hemmender Wirkung kommt in unserer modernen Ernährung so gut wie gar nicht vor. Die meisten Deutschen konsumieren überwiegend Olivenöl und Sonnenblumenöl. Im Olivenöl kommt Linolsäure nur in ganz geringen Mengen vor. Beim Sonnenblumenöl haben wir eine Besonderheit: Während alle Sonnenblumenöle reich an Omega 6 sind, beinhalten nur die Sonnenblumenöle, die <u>nicht</u> zum braten geeignet sind, hohe Mengen an Linolsäure! Die meisten konsumieren Sonnenblumenöl jedoch nur als Bratfett und dort wurde die Linolsäure zwecks besserer Bratfähigkeit herausgezüchtet. Von dem Umstand, dass das Braten von Fett für Akne das Schädlichste überhaupt ist, mal ganz abgesehen.

Durch den Konsum essentieller Fettsäuren können Sie auf ganz natürliche Art die Überexpression von DHT hemmen und damit Akne vermeiden und heilen. Am besten dazu geeignet ist das **Borretschöl**, da es neben einem extrem hohen Anteil an der DHT-hemmenden essentiellen *Linolsäure* auch zusätzlich bis zu 24% die *Gamma-Linolensäure* enthält. Diese Fettsäure hemmt am stärksten DHT *(Studie 8),* noch stärker als die Linolsäure. Es gibt kein anderes Öl, wo diese Fettsäure in einer noch höheren Konzentration vorkommt. Viel bekannter als das Borretschöl ist das Nachtkerzenöl. Doch dieses beinhaltet lediglich um die 10% Gamma-Linolensäure. Aber ACHTUNG: Achten Sie unbedingt darauf, dass es sich um ein BIO-Öl handelt, denn gerade Öle sind oft mit Pestiziden und anderen fettlöslichen Toxinen belastet. Zusätzlich handelt es sich hier um ungesättigte Fettsäuren und diese oxidieren ganz besonders leicht! Wie Sie bereits im Kapitel *„Lipidperoxidation und der Mangel an Antioxidantien"* lesen konnten, ist eine der Hauptursachen für Akne die Oxidation von Fettsäuren. Achten Sie also darauf, dass Sie die Öle im Kühlschrank aufbewahren **und erhöhen Sie drastisch den Konsum von fettlöslichen Antioxidantien wie Vitamin A und E!**

Und was ist eigentlich mit Omega 3? Auch die essentielle Alpha-Linolensäure (die in hohen Konzentrationen im Leinöl vorkommt), hemmt DHT *(Studie 8)*. Allerdings konkurriert die Alpha-Linolensäure aus Omega 3 mit dem selben Enzym, was auch die Omega 6-Fettsäure Linolsäure benötigt, nämlich der *Delta-6-Desaturase*. Daher: Leinöl morgens, Borretschöl abends oder umgekehrt. Wenn Sie Omega 3 aus Fisch konsumieren, haben Sie die Enzym-Problematik nicht. Um Ihnen zu erklären, warum das so ist, muss ich etwas ausholen. Schauen Sie sich die folgende Grafik an:

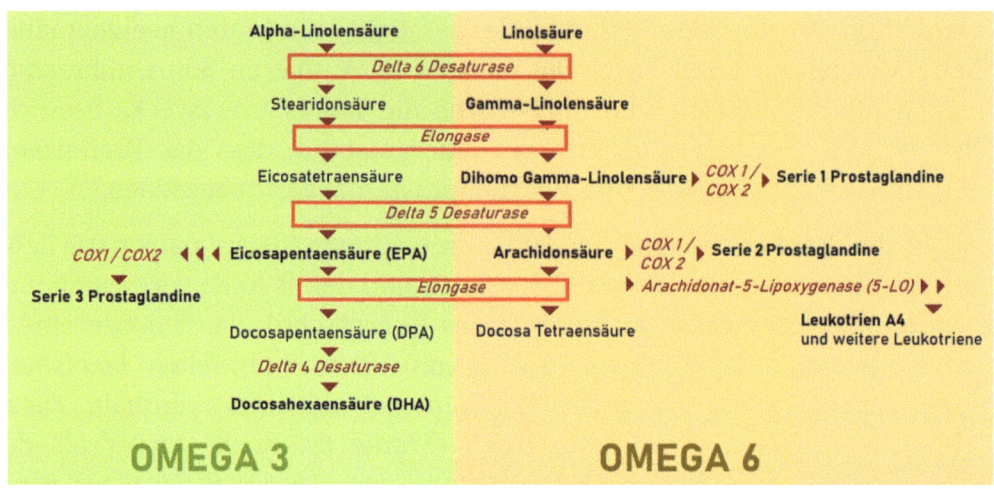

Auf der linken Seite sehen Sie die Omega-3-Fettsäure Alpha-Linolensäure. Auf der rechten Seite die Omega 6-Linolsäure. Dort sehen Sie, mit welchen Enzymen die Fettsäuren weiter verstoffwechselt werden. Beim Omega 3 aus Fischöl ist es so, dass Sie dort bereits auf der 4. Stufe einsteigen: Und zwar mit der *Eicosapentaensäure (EPA)*, die ebenso DHT hemmt *(Studie 9)*. Wenn Sie aber ein pflanzliches Öl mit Omega 3 zu sich nehmen, dann ist dort immer die *Alpha-Linolensäure* enthalten. Das ist die <u>erste</u> Stufe der ganzen Kaskade und diese konkurriert somit mit dem *Delta-6-Desaturase*-Enzym, was auch die Omega-6-Fettsäure Linolsäure benötigt. Bei dem ganzen Umwandlungsprozess geht es aber hauptsächlich um die Gewebshormone (Prostaglandine). Für die reine DHT-Hemmung brauchen Sie keine Umwandlung zu weiteren Stoffen. Der reine Konsum von *Linolsäure* oder noch besser *Gamma-Linolensäure* genügt zur DHT-Hemmung.

Das wirft natürlich die Frage auf, in wie weit Borretschöl auch äußerlich aufgetragen eine Wirkung haben könnte. In der Tat kann es auch äußerlich aufgetragen werden. Empfehlen würde ich es Ihnen aber nicht. Es könnte Ihre Poren noch mehr verstopfen. Wenn Sie es aber nicht lassen können, dann machen Sie es so: Nehmen Sie 25% Borretschöl,

25% Fischöl und mischen Sie es mit 50% DMSO (Dimethylsulfoxid). Lassen Sie diese Lösung 10 Min. einwirken. Das reicht völlig! Das DMSO schleust das Öl in kürzester Zeit bis tief unter die Haut. Lassen Sie es nicht länger drauf, da es ansonsten die Poren verstopfen könnte. DMSO ist ein Schwefel, der das Einschleusen von Substanzen in die Haut ermöglicht. Ohne DMSO werden äußerlich aufgetragene Öle nur die oberste Hautschicht erreichen. Sie bekommen DMSO in gut sortierten Internetshops. Statt dem DMSO können Sie aber auch ein anderes Penetrationsmittel verwenden, wie z.B. Propylenglycol (gibt es in jeder Apotheke). Allerdings gibt es auch Menschen, die überempfindlich darauf reagieren. DMSO hingegen ist in der Regel für jeden gut verträglich.

Neben der DHT-hemmenden Wirkung haben die beiden essentiellen Fettsäuren aber noch weitere Eigenschaften. Denn sie sind essentiell zur Bildung von Gewebshormonen, den so genannten Prostaglandinen. Diese haben eine besondere Bedeutung für das Immunsystem. Insbesondere das Borretsch-, das Nachtkerzen- und das Lein- und Fischöl fördern die Bildung der so genannten entzündungshemmenden Prostaglandine der Serien 1 und 3. Und Sie wissen ja: Akne ist immer ein Entzündungsprozess! Mehr zum Thema, wie die Fettsäuren im Körper wirken, erfahren Sie in meinem Buch *„Das Märchen vom bösen, entzündungsfördernden Omega 6"*.

Bevor wir zum nächsten Thema kommen, finden Sie auf den nachfolgenden Seiten eine detaillierte Beschreibung der für Sie wichtigsten Öle: Borretsch- & Nachtkerzenöl, Fischöl und Leinöl.

Bei Borretschöl handelt es sich um ein relativ exotisches Öl, das in Deutschland nur wenige Menschen kennen. Es ist ein goldgelbes Öl mit einem schwach angenehmen Geruch. Borretsch ist eine Heilpflanze, die in Nordafrika, dem Mittleren Osten, Europa, Südamerika und vielen Mittelmeerregionen wächst. Sie hat leuchtend blaue, sternförmige Blüten und Blätter mit stacheligen weißen Haaren. Die Vorteile von Borretschöl sind im mittelalterlichen Syrien und türkischem Asien schon seit langem bekannt. Was Borretschöl so besonders macht, ist die Tatsache, dass es mit **20-25%** **den höchsten Gehalt aller Pflanzenöle an Gamma-Linolensäure beinhaltet.** Das ist die Omega-6-Fettsäure, aus der die Prostaglandine der Serie 1 gebildet werden und von der einige Menschen einen Mangel haben.

Geschmack:	geschmacksneutral		
Warum dieses Öl?	Enthält von allen Ölen die meiste Gamma-Linolensäure. Bestes Preis-Leistungs-Verhältnis!		
Preis pro Liter (2021):	Die meisten Produkte bestehen aus sehr teuren Kapseln, die auf den Liter umgerechnet 200-300 € kosten! Kaufen Sie lieber das Öl in der Flasche. Das günstigste ist die 1-Liter-Flasche **ab 50 €.**		
Omega 3	Omega 6		Omega 9
---	Linolsäure 35%		Ölsäure 20%
---	Gamma-Linolensäure 22%		

Hinweis: Die Angaben sind immer ungefähre Werte! Jedes Öl unterliegt Schwankungen, welche bis zu 5% ausmachen können. Alle Angaben ohne Gewähr.

In der Dunkelheit entfaltet die so genannte „gemeine Nachtkerze" ihre großen gelben Blüten. Der lustige Name kommt daher, weil die Pflanze nachts wie eine Kerze leuchtet. Die Wirksamkeit des Nachtkerzenöls bei verschiedenen Erkrankungen beruht auf der großen Menge an Linolsäure und Gamma-Linolensäure (zusammen 80-85%). Da das Öl jedoch im Vergleich zum Borretschöl lediglich ca. 10% Gamma-Linolensäure enthält (zum Vergleich: Borretschöl enthält 20-25%), empfehle ich Nachtkerzenöl nur für jene Personen, die kein Borretschöl vertragen oder für Personen, die gleichzeitig sehr hohe Mengen an Linolsäure wünschen. Denn der Linolsäure-Gehalt im Nachtkerzenöl ist mit 70% doppelt so hoch wie im Borretschöl mit 35%!

Geschmack:	geschmacksneutral		
Warum dieses Öl?	Enthält zwar nur halb so viel Gamma-Linolensäure wie Borretschöl. Dafür jedoch doppelt so viel Linolsäure.		
Preis pro Liter (2021):	Ab 45 €		
Omega 3	Omega 6	Omega 9	
---	Linolsäure 70%	Ölsäure 15%	
---	Gamma-Linolensäure 10%	---	

Hinweis: Die Angaben sind immer ungefähre Werte! Jedes Öl unterliegt starken Schwankungen, welche bis zu 5% ausmachen können. Alle Angaben ohne Gewähr

Die in der **höchsten Konzentration in den Fetten von Fischen** vorkommende EPA (Eicosapentaensäure), fördert direkt die Bildung der Prostaglandin-Serie 3 und verstärkt bei gleichzeitiger Zufuhr Gamma-Linolensäure reicher Öle wie z.B. Borretschöl die Bildung der Serie 1-Prostaglandine. Im Lachsöl befindet sich zudem die Fettsäure DHA (Docosahexaensäure), die eine besondere gesundheitsfördernde Bedeutung im Gehirn, der Netzhaut der Augen sowie im Nervensystem hat. Omega 3 verbessert zudem die Fließeigenschaften des Blutes und wirkt blutverdünnend. Beide gehören zur Gruppe der Omega 3-Fettsäuren. Wie auf den vorherigen Seiten dieses Buches bereits beschrieben, wirkt die **Kombination von Fischöl + Gamma-Linolensäure (z.B. aus Borretschöl) doppelt so stark**, als wenn beide Öle isoliert genommen werden. Es werden doppelt so hohe Mengen an Prostaglandinen der Serien 1 + 3 gebildet, da sich beide Öle gegenseitig verstärken.

Geschmack:	fischig
Warum dieses Öl?	Enthält die fertige Eicosapentaensäure (EPA), aus der direkt die Prostaglandine der Serie 3 gebildet werden können. Außerdem gute Synergie mit Gamma-Linolensäure-Ölen sowie hoher Gehalt an Docosahexaensäure (DHA).
Preis pro Liter (2021):	Ab 15 € (wird meist für Haustiere angeboten). Kapseln sind deutlich teurer!

Omega 3	Omega 6	Omega 9
Eicosapentaensäure (EPA) 11-18%	Linolsäure 1%	Ölsäure 17%
Docosahexaensäure (DHA) 11-18%		

Hinweis: Die Angaben sind immer ungefähre Werte! Jedes Öl unterliegt starken Schwankungen, welche bis zu 5% ausmachen können. Alle Angaben ohne Gewähr

Leinöl (Leinsamenöl) ist ein Pflanzenöl, das aus Leinsamen, den reifen Samen von Öllein gewonnen wird. Es ist für seine gesundheitlich sehr wertvolle Wirkung vor allem durch seinen sehr hohen Gehalt an Omega 3 Fettsäuren bekannt. Die positive Wirkung von Omega 3 Fettsäuren auf das Herz-Kreislaufsystem und die Gelenke sind in vielen Studien nachgewiesen worden. Im Gegensatz zu Fischöl enthält Leinöl nur die Vorstufen zur Bildung der Prostaglandine, dessen Enzyme mit denen für Omega 6 konkurrieren. **Daher empfiehlt es sich, Leinöl immer zeitversetzt mit Omega-6-reichen Ölen wie z.B. Sonnenblumenöl einzunehmen.** Z.B. morgens Sonnenblumenöl und abends Leinöl. Leinöl ist jedoch sehr anfällig für Oxidation! Es sollte daher nur in kleinen Flaschen rasch verzehrt werden und immer im Kühlschrank aufbewahrt werden. Die Konzentration der Alpha-Linolensäure liegt bei ca. 55%. Diese Fettsäure gilt als am stärksten entzündungshemmend!

Geschmack:	bitter		
Warum dieses Öl?	Pflanzliche Öle mit mehr als 50% Omega 3 Alpha-Linolensäure gibt es nur drei: Leinöl, Chiaöl und Perillaöl. Alle drei haben eine sehr ähnliche Fettsäure-Zusammensetzung. Doch nur das Leinöl ist unschlagbar günstig und bietet **das beste Preis-Leistungsverhältnis.**		
Preis pro Liter (2021):	Ab 9 €		
Omega 3		**Omega 6**	**Omega 9**
Alpha-Linolensäure 55%		Linolsäure 15%	Ölsäure 20%

Hinweis: Die Angaben sind immer ungefähre Werte! Jedes Öl unterliegt starken Schwankungen, welche bis zu 5% ausmachen können. Alle Angaben ohne Gewähr

Dosierungs-Richtwert:	Mischen Sie Borretschöl + Fischöl + Leinöl zusammen zu je 1/3 und verzehren Sie davon mindestens 10 g (1 Esslöffel)/Tag
€ Kosten:	250 ml Leinöl gibt es günstig in Drogerien für ca. 3 €. Lachsöl gibt es am günstigsten für Tiere (welches aber auch für Menschen geeignet ist) ab ca. 7 €/250 ml. Am teuersten ist das Borretschöl mit ca. 20 €/250 ml. Rechnen Sie alles zusammen mit ca. **12 €/Monat**. Falls Sie Kapseln bevorzugen, wird es deutlich teurer.
Bezugs-quellen:	Diverse Internetshops
Auf was zu achten ist:	Bewahren Sie die Öle im Kühlschrank auf und verzehren sie sie innerhalb von 3 Monaten.
Studien:	**(23) (24)**

Angaben ohne Gewähr. Anwendung auf eigene Gefahr!

Wirkung positiv getestet bei:

In vitro (Reagenzglas)	In vivo (Tiere)	In vivo (Mensch)
		✔

Zusammenfassung:

- Borretschöl liefert die wichtige **Linolsäure** (ca. 35%) sowie **Gamma-Linolensäure** (ca. 22%). Beide gehören zur Gruppe der Omega 6-Fettsäuren.

- Fischöl liefert die wichtigen Omega 3-Fettsäuren wie **DHA** und **EPA**. Beide kommen im Lachsöl zu jeweils ca. 13% vor.

- Leinöl beinhaltet zu 55% **Alpha-Linolensäure**. Eine sehr starke entzündungshemmende Omega 3-Fettsäure.

- Akne-Betroffene haben laut Studien *(23, 24)* einen Mangel an diesen Fettsäuren. Der Verzehr der genannten Öle konnte in Studien zu einer deutlichen Linderung bzw. sogar zur Heilung von Akne führen.

Akne durch Inositol-Mangel

Also ich selbst habe zu hohe Androgene (gehabt) und... Seit ich Inositol nehme, ist die Akne verschwunden." (Quelle **E4**)

Ich hatte sehr sehr schwere Akne mit Zysten und extrem fettiger Haut... Irgendwo las ich etwas über Inositol. In meiner ewigen Suche nach einer Heilung habe ich es versucht. 650 mg Kapseln. 3 morgens und 3 nachts. Innerhalb einer Woche habe ich begonnen, Verbesserungen zu bemerken. Es ist jetzt etwa 3 bis 4 Wochen her und zum ersten Mal nach einer sehr langen Zeit ist meine Haut völlig klar. Es ist eine drastische Verbesserung." (Quelle **E5**)

Inositol (Vitamin B8) ist ein sechswertiger Alkohol, der sowohl in Pflanzen, als auch in Tieren vorkommt. Inositol ist im menschlichen Körper praktisch in allen Geweben vorhanden. Hohe Konzentrationen finden sich im **Gehirn, Augenlinsen, Herzmuskeln, in den Nieren, Leber und Milz sowie in den Hoden**. Inositol kann vom Körper selbst aus Glukose hergestellt werden und gilt daher als nicht essentiell. Möglicherweise wird es auch aus gesunden Bakterienkulturen im Verdauungstrakt gebildet. Inositol ist in der Nahrung vor allem in **Orangen, Nüssen, Bohnen, Weizen und Weizenkeimen** enthalten. Dort kommt es in Form von **Phytinsäure** vor. Wird diese in großen Mengen aus der Nahrung aufgenommen, können sie die Aufnahme von Calcium, Eisen und Zink vermindern. Inositol aus Nahrungsergänzungsmitteln hat diesen Effekt nicht und ist daher für therapeutische Zwecke das geeignete Mittel.

Obwohl Inositol den Trivialnamen „Muskelzucker" trägt, handelt es sich dabei nicht um ein Kohlenhydrat, da es keine Carbonylgruppe besitzt. Er erfüllt lediglich das ursprüngliche Kriterium eines Kohlenhydrats (hydratisierter Kohlenstoff), nämlich dass dessen Summenformel

Cn(H2O)n ist bzw. dass Inosit ein Isomer (dieselbe Summenformel) zu Glucose und Fruktose ist. Dieser nahe Verwandte von Cholin und Biotin arbeitet eng zusammen mit Vitamin B6, Folsäure (B9) und Pantothensäure (B5) und ist Bestandteil des Lecithins. Er schützt Leber, Nieren, Herz und Adern. **Sehr hoher Kaffeekonsum kann die Inositol-Speicher im Körper leeren.** Inositol ist eine ausgesprochene Gehirnnahrung. Es spielt im menschlichen Stoffwechsel als Myo-Inosit eine Rolle, in den Organen ist sein Gehalt recht hoch. Inositol zeigt auch ausgeprägte antidepressive Wirkungen, während ein **Inositol-Mangel zu Leberverfettung** führte. Um diese Substanz selbst herzustellen, benötigt der Körper reichlich **Niacin (Vitamin B3) und Magnesium**. Vor allem letzteres ist Mangelware. Man schätzt, dass mindestens 75% der Bevölkerung einen Magnesiummangel haben. Zusammen mit Calcium und Magnesium unterstützt es einen gesunden Schlaf. Mehr über Inositol erfahren Sie in meinem Buch *„HORMON-BALANCE mit dem Insider-Vitamin B8 Inositol"*. Womit wir auch schon bei unserem eigentlichen Thema wären: Die Wirkung auf den Hormonhaushalt. Wie bereits im Kapitel *„Was Akne mit Hormonen zu tun hat und warum Kinder keine Akne bekommen"* erwähnt, begünstigen Androgene Akne und bei einem gravierenden Hormon-Ungleichgewicht kann dies die Akne auch direkt verursachen. Der wichtigste Blutparameter bei hormonbedingter Akne ist das SHBG (Sexualhormon bindendes Globulin). Dabei handelt es sich um ein Transportprotein für Sexualhormone, insbesondere Testosteron und Estradiol, das in der Leber synthetisiert wird.

SHBG sorgt also dafür, dass die Sexualhormone gebunden werden und somit nicht mehr frei im Blut zirkulieren können. Das hat einen hemmenden Einfluss auf die Talgdrüsenaktivität. Ein hoher SHBG-Spiegel wirkt Akne und fettiger Haut entgegen *(Studie 11)*. Hohe Insulin-Spiegel lassen den SHBG-Spiegel sinken. Niedrige Insulin-Spiegel erhöhen ihn. Das Insider-Vitamin B8 (Inositol) ist in der Lage, die Insulinproduktion deutlich zu senken und bewirkt über diesen Weg eine deutliche Steigerung des SHBG. Gleichzeitig werden die Androgene wie Testosteron gesenkt. Die Haut fettet nicht mehr und Akne wird gestoppt.

Bei folgenden Krankheiten beobachtet man chronisch erniedrigte SHBG-Spiegel:

- **Polyzystischem Ovarialsyndrom (PCOS)**
- **Diabetes mellitus**
- **Schilddrüsenunterfunktion**

Insider-Tipp: Lecithin-Granulat. Dort ist Inositol bereits in relativ hohen Mengen enthalten. Zusätzlich enthält Lecithin-Granulat 30% DHT-hemmende Linolsäure. Und gegen Übergewicht, Organ-Verfettung, Fettleber, Gallensteine sowie dem Leaky-Gut-Syndrom hat es in Studien und Erfahrungsberichten ebenso eine gute Wirkung gezeigt! Lecithin-Granulat gibt es günstig in Drogeriemärkten.

Inositol in pflanzlichen Nahrungsmitteln

Weizenvollkornbrot	**1.150 mg**
Weiße Bohnen verzehrfertig	**440 mg**
Grapefruitsaft	**390 mg**
Cantaloupe-Melone (Zuckermelone)	**355 mg**
Erdnussbutter	**300 mg**
Orangen	**300 mg**
Mandeln	**280 mg**
Kleieflocken	**270 mg**
Kidney-Bohnen verzehrfertig	**250 mg**
Walnüsse	**200 mg**
Grapefruit	**200 mg**
Frische grüne Bohnen geschält	**190 mg**
Limetten	**190 mg**

Alle Angaben je 100 g
(Quelle: US DEPARTMENT OF AGRICULTURE)

Dosierungs-Richtwert:	Inositol: **5 g** / Tag <u>oder</u> 50 g Lecithin-Granulat / Tag Vitamin B5: **6 mg** / Tag
€ Kosten:	Für 40 € bekommen Sie bereits ein Kilo. Die monatlichen Kosten liegen um die **7 €**
Bezugs-quellen:	Diverse Internetshops.
Auf was zu achten ist:	Kombinieren Sie Inositol immer zusammen mit Vitamin B5 (Pantothensäure), da es ansonsten nur schwer aufgenommen werden kann!
Studien:	---

Angaben ohne Gewähr. Anwendung auf eigene Gefahr!

Wirkung positiv getestet bei:

In vitro (Reagenzglas)	In vivo (Tiere)	In vivo (Mensch)
		✔

Akne durch Lipidperoxidation

Eine häufige Akne-Ursache ist die Oxidation von Fettsäuren *(1) (7)*. Wenn Sie ein Fett bzw. Öl zu sich nehmen, welches stark erhitzt wurde (durch braten oder durch frittieren), dann entstehen so genannte *„freie Radikale"*. Das sind wild gewordene Sauerstoffmoleküle, denen ein Elektron fehlt. Und auf der Suche nach dem fehlenden Elektron, klauen sie es sich von anderen Stoffen im Blut. Es wird also eine ganze Kettenreaktion ausgelöst, die nur durch **fettlösliche** Antioxidantien gestoppt werden kann. Wenn Sie ein Öl konsumieren, was nicht erhitzt wurde, haben Sie dieses Problem in der Regel nicht. Es sei denn, das Öl ist schon sehr alt oder wurde längere Zeit der Luft ausgesetzt. Das Erhitzen von Fett ist eines der größten Probleme des modernen Menschen. Kein Tier würde je auf die Idee kommen und Fett erhitzen. Fette sind sehr reaktionsfreudig und instabil. Und je mehr ungesättigte Fettsäuren es enthält, desto anfälliger für Oxidation ist es. Aber gerade die ungesättigten Fettsäuren sind so wichtig für uns. Wir brauchen nämlich gerade einmal zwei essentielle Fettsäuren: Linolsäure (Omega 6) und Alpha-Linolensäure (Omega 3). Alle anderen Fettsäuren sind <u>nicht</u> essentiell! Sie kann der Körper selbst herstellen. Hier eine kurze Übersicht, wo die essentiellen (also lebenswichtigen) Fettsäuren überall vorkommen (die Liste ist nicht vollständig!):

<u>Linolsäure (Omega 6):</u>

- Traubenkernöl ca. 65 %
- Distelöl (Safloröl) ca. 65%
- Hanföl ca. 50 %
- Sojaöl ca. 55%
- Baumwollsaatöl ca. 50%
- Weizenkeimöl ca. 50%
- Maiskeimöl ca. 50%
- Sonnenblumenöl ca. 60%
- Sonnenblumenöl zum braten ca. 5%
- Rapsöl ca. 25%
- Leinöl ca. 15%
- Olivenöl ca. 5%
- Walnüsse ca. 34%
- Erdnüsse ca. 14%
- Haselnüsse ca. 8%

Alpha-Linolensäure (Omega 3):

- Leinöl: ca. 55%
- Chiaöl: ca. 60%
- Perillaöl: ca. 60%
- Sacha Inchi Öl: ca. 50%
- Leindotteröl: ca. 35%
- Hanföl: ca. 15%
- Walnussöl: ca. 13%
- Rapsöl: ca. 9 %
- Sojabohnenöl: ca. 8 %

Diese beiden Fettsäuren brauchen wir also dringend. Sie dienen der Herstellung von Gewebshormonen, so genannten Prostaglandinen. Diese haben vielfältige Aufgaben in unserem Organismus. So z.B. die Steigerung der Durchblutung, den Schutz des Magens, die Regulierung der Blutgerinnung und vieles mehr. Nur sollten Sie all die aufgeführten Öle lieber <u>kalt</u> konsumieren. Aber wer tut das schon? Die meisten Menschen nehmen kalt nur das Olivenöl zu sich. Nicht, dass dieses ungesund wäre, aber es enthält so gut wie gar keine essentiellen Fettsäuren und hat somit keinen gesundheitlichen Nutzen. **Zum braten ist gar kein Öl geeignet**, da alle Fette instabil sind. Am unbedenklich**sten** ist zwar das Kokosfett, da es am wenigsten ungesättigte Fettsäuren enthält. Das Beste wäre jedoch, nur noch mit Wasser oder ganz ohne Öl zu braten.

Wenn Sie mehr über das Thema essentielle Fettsäuren und den genauen Wirkmechanismus der Gewebshormone wissen möchten, empfehle ich Ihnen mein Buch *„Das Märchen vom bösen, entzündungsfördernden Omega 6".*

Wenn Sie also ein oxidiertes Fett konsumieren (was lange Zeit der Luft ausgesetzt war oder erhitzt wurde), dann entstehen in den Blutgefäßen und somit auch in der Haut ein regelrechtes Feuerwerk von freien

Radikalen. Und als Antwort auf diese chronischen Entzündungszustände reagiert der Körper mit Kalk- und Cholesterinablagerungen in den Blutgefäßen (Arteriosklerose) und ebenso mit Akne. Die gute Nachricht ist: Wir sind dem nicht schutzlos ausgeliefert! Neben dem meiden von oxidiertem Fett gibt es nämlich auch ein „Gegengift". Das sind **fettlösliche Antioxidantien, insbesondere Vitamin A, Vitamin E, Chlorella-Algen und die Antioxidantien, die der Körper selbst herstellt.**

Machen Sie den Test:

„Freie-Radikale-Test" für den Urin, bestellbar in größeren Apotheken unter der PZN **10847588**. Allerdings kann ich aus Erfahrung sagen, dass die Apotheke um die Ecke nur eine begrenzte Anzahl von Lieferanten hat und solche exotischen Produkte in der Regel nicht lieferbar sind! Schließlich verlangt der „normale" Kunde in der Apotheke Aspirin und Hustensaft und keine Freie-Radikale-Tests. Ja, sogar die Apotheker selbst sind erstaunt und haben noch nie etwas davon gehört. Kaufen Sie den Test daher am besten in **Online-Apotheken** *(Preisvergleich, z.B. bei www.medizinfuchs.de)*. Ich habe selbst schon sehr viele solcher Tests gemacht und kann aus Erfahrung sagen: Immer wenn ich Pommes gegessen habe, war der Wert 1-2 Std. danach deutlich erhöht! Habe ich **_vor_** dem Pommes-Konsum jedoch entweder **Vitamin E, Chlorella-Algen oder Alpha-Linolensäure** zu mir genommen, blieb ein erhöhter Wert aus! Die stärkste Wirkung hatte die Alpha-Liponsäure (ein körpereigenes Antioxidans). Mit dessen Hilfe hatte ich trotz Pommes-Konsums null freie Radikale im Urin! Auch die Chlorella-Algen brachten dosisabhängig ein ähnlich gutes Ergebnis. Vitamin E war nicht ganz so effektiv, aber auch wirksam. Statt Pommes oder überhaupt gebratenes Fett zu meiden, können Sie natürlich auch einfach Ihre antioxidative Kapazität erhöhen, sodass Ihr Organismus mit dem oxidierten Fett gut fertig wird. Dazu brauchen Sie lediglich den Konsum von fettlöslichen Antioxidantien zu erhöhen: Vitamin A (bzw. dessen Vorstufe Beta-Carotin) und Vitamin E. Das sind die beiden fettlöslichen externen Antioxidantien. Viel Beta-

Carotin kommt z.B. in Karotten vor. Viel Vitamin E in Weizenkeimöl und Mandeln. Aber all diese Antioxidantien gibt es natürlich auch als Kapseln zu kaufen. Neben den externen Antioxidantien (die also von außen durch die Nahrung aufgenommen werden müssen), hat unser Organismus jedoch auch <u>körpereigene</u> Antioxidantien! Wenn Sie jedoch sehr viel oxidiertes Fett konsumieren, können Sie sich vorstellen, dass die körpereigenen Vorräte schnell erschöpft sind. Auf den nachfolgenden Seiten zeige ich Ihnen, welche internen und externen Antioxidantien es gibt und wie Sie diese ganz leicht wieder auffüllen. Sie werden staunen, dass trotz ungesunder Ernährung die freien Radikale auf null bleiben können!

Körpereigene Antioxidantien:	Externe fettlösliche Antioxidantien:
Katalase	Vitamin A / Beta Carotin
Glutathion	Vitamin E
Glutathion-Peroxidase	Sekundäre Pflanzenstoffe
Superoxid-Dismutase (SOD)	

Die Wirkung gegen Akne beruht darauf, dass es als Antioxidans vor der Oxidation von Fett schützt und somit Entzündungen in der Haut verhindert. **Akne-Patienten haben meist große Mängel an Vitamin A bzw. Beta-Carotin** *(Studien 2, 3)*.

Vitamin A / Beta-Carotin und Vitamin E sind sehr wichtig gegen die Lipidperoxidation! Beide Vitamine werden im vorderen Teil dieses Buches ausführlich beschrieben.

Nachdem Sie nun die beiden externen Antioxidantien Vitamin A und E kennengelernt haben, widmen wir uns jetzt dem Thema der **internen Antioxidantien**. Unser Körper kann freie Radikale nämlich auch selbst unschädlich machen, ohne Hilfe von Vitamin A und E. Dazu benötigt er allerdings einige andere wichtige Vitalstoffe. Schauen wir uns zunächst an, welche internen Antioxidantien es gibt und nach der Übersicht gehe ich mit Ihnen alle im Detail durch:

Akne-Patienten mangelt es an den nachfolgend genannten körpereigenen Antioxidantien

Körpereigenes Antioxidans:	Benötigt zur Herstellung:
Katalase	Eisen, Kupfer und Mangan, Bor, Magnesium
Glutathion	Glutaminsäure, Cystein, Glycin, Magnesium
Glutathion-Peroxidase	Selen
Superoxid-Dismutase	Mangan, Kupfer, Zink, Bor *(TIPP: Im Gerstengras befindet sich bereits fertig die Superoxid-Dismustase!)*

(Studien 19, 20, 21)

Sie brauchen somit **zehn wichtige Vitalstoffe**, damit Ihr Körper die körpereigenen Antioxidantien selbst herstellen kann. Am einfachsten wäre es natürlich, wenn Sie sich ein Präparat kaufen, wo all diese Stoffe enthalten sind. Wenn Sie die Stoffe lieber aus Nahrungsmitteln beziehen möchten, finden Sie hier eine Übersicht mit den Lebensmitteln, in denen die Vitalstoffe am stärksten enthalten sind. Die Liste ist natürlich nicht vollständig!

Vitalstoff:	Vorkommen in der Nahrung:
Eisen	Kürbiskerne, Leinsamen, Trockenobst, Pistazien, Sonnenblumenkerne
Kupfer	Vollkornprodukte (Brot), Linsen, Schokolade bzw. Kakao, Bananen, Cashewkerne
Mangan	Haferflocken, Sojamehl, Weizenkleie, Getreide
Bor	Vor allem in Gurken und Pfirsichen
Glutaminsäure	Nudeln, Linsen, Weizenmehl, Dinkelmehl, Zwieback
Cystein	Nudeln, Linsen, Weizenmehl, Dinkelmehl, Zwieback
Glycin	Haferflocken, Linsen
Selen	Am meisten in Paranüssen
Zink	Weizenkleie, Kürbiskerne, Nüsse, Haferflocken, Linsen
Magnesium	Bananen, Avocados, Feigen, Bitterschokolade, Spinat, Mandeln, Kürbiskerne

In Studien *(19, 20)* hat man die Blutwerte der körpereigenen Antioxidantien bei Akne-Patienten gemessen und mit gesunden Kontrollen verglichen. Das Ergebnis: **Akne-Patienten hatten deutlich niedrigere Blutspiegel der körpereigenen Antioxidantien, insbesondere Katalase, als die gesunden Kontrollen ohne Akne.** Auch Glutathion *(Studie 21)*, ist bei Akne-Patienten mangelhaft.

Was ist Glutathion?

Glutathion ist ein Tripeptid (Mini-Eiweiß) aus den Aminosäuren **Glutaminsäure, Cystein und Glycin.** Glutathion kommt in sämtlichen Körperzellen vor und hat vor allem in den Erythrozyten (rote Blutkörperchen) eine besondere Bedeutung. Es reduziert reaktive Sauerstoffverbindungen und schützt so die Zellen vor Schäden durch freie Radikale. Eine besondere Bedeutung hat Glutathion in den Erythrozyten: Dort reduziert es Methämoglobin, welches keinen Sauerstoff mehr transportieren kann, zu funktionsfähigem Hämoglobin (der rote Blutfarbstoff). Glutathion kommt im Körper in zwei Formen vor: Als aktives, reduziertes Glutathion und als oxidiertes Glutathion. Bei Gesunden beträgt das Verhältnis von reduziertem zu oxidiertem Glutathion etwa 400:1. Glutathion gilt als das wichtigste Entgiftungs-Instrument des menschlichen Organismus. Die Leber weist von allen Organen die höchste Glutathion-Konzentration auf. Von hier wird das Eiweiß auch in den Blutkreislauf abgegeben. Akne-Patienten haben einen Mangel an Glutathion *(Studie 21)*.

Glutathion über Nahrungsergänzungsmittel oder über die Nahrung aufzunehmen, hat leider wenig Sinn, da Glutathion zu instabil ist und sofort im Körper oxidiert wird, noch bevor es die Zellen erreicht *(Studie 22)*. Sie erreichen höhere Glutathion-Spiegel durch **Glutaminsäure, Cystein und Glycin sowie durch Mariendistel.**

Was ist Glutathion-Peroxidase?

Wasserstoffperoxid fällt als Nebenprodukt bei vielen Stoffwechselprozessen ganz natürlich an. Da das Wasserstoffperoxid aber hoch reaktiv ist, ist es wichtig, dieses möglichst schnell abzubauen. Genau das tut die Glutathion-Peroxidase. Sie opfert sich quasi selbst der Oxidation, bevor das Wasserstoffperoxid die Zellen angreift. Bei einem Mangel an Glutathion-Peroxidase zerfallen die Erythrozyten (rote Blutkörperchen) und es kommt zu einer hämolytischen Anämie (Blutarmut) mit Blässe und Sauerstoffarmut. In einer Studie wurde die

Glutathion-Peroxidase-Aktivität in Erythrozyten bei 42 Männern mit schwerer Akne und 47 Frauen mit Akne (26 davon mäßig und 21 schwer) bestimmt. Die männlichen Akne-Patienten hatten signifikant niedrigere Glutathion-Peroxidase-Werte als die Kontrollen. Bei Frauen stellte man höhere Werte fest, wenn sie die Anti-Baby-Pille einnahmen. Den Probanden wurden 0,2 mg (2000 mcg) Selen und 10 mg Vitamin E zweimal täglich für 6-12 Wochen verabreicht. **Insbesondere bei den Patienten mit sehr niedrigen Glutathion-Peroxidase-Werten wurde eine signifikante Verbesserung des Hautbildes festgestellt.** Nach Absetzen von Selen und Vitamin E kehrte die Akne nach 6 bis 8 Wochen wieder zurück *(Studie 31)*.

Was ist Katalase?

Wasserstoffperoxid entsteht als Nebenprodukt bei oxidativen Abbaureaktionen in den Zellen, z. B. bei der Oxidation von Fettsäuren. Die Katalase setzt Wasserstoffperoxid zu Wasser und Sauerstoff um und macht sie daher unschädlich. Ohne Katalase wäre der Körper einer sehr hohen Belastung an oxidativem Stress ausgesetzt, welcher die Zellen schädigt und zu Entzündungen führt. Zur Herstellung von Katalase benötigt der Körper die Vitalstoffe Eisen, Kupfer und Mangan. Akne-Patienten haben im Vergleich zu gesunden Kontrollen einen signifikanten Mangel an Katalase *(Studien 19, 20)*.

Was ist Superoxid-Dismutase?

Durch den hohen Sauerstoffgehalt in den Erythrozyten entstehen ständig freie Radikale, in diesem Fall so genanntes "Superoxid", was zu Zellschäden führen kann, wenn es nicht durch das körpereigene Antioxidans, der Superoxid-Dismutase entschärft wird. Die Superoxid-Dismutase (SOD) reduziert Superoxid zu Wasserstoffperoxid. Und wer dieses unschädlich macht bzw. zersetzt, haben Sie ja oben bereits kennengelernt: Glutathion und Glutathion-Peroxidase.

Gerstengras gegen Akne

Wie in diesem Buch bereits erwähnt, spielen Beta-Carotin, Vitamin E und weitere starke Antioxidantien gegen Akne eine große Rolle. Gerstengras ist hierzu ein hervorragendes Mittel, da es nicht nur reich an **Beta-Carotin** ist, sondern es zudem auch die starken körpereigenen Antioxidantien **Superoxid-Dismutase** und **Katalase** besitzen *(Studie 76)*. Es enthält ein breites Spektrum an Vitaminen, Mineralstoffen sowie allen acht essentiellen Aminosäuren und sauerstoffreiches Chlorophyll! Ich empfehle Presslinge (Tabletten) statt Pulver einzunehmen, da diese nicht im Mund stauben! Speziell gegen Akne wurde Gerstengras bisher wissenschaftlich zwar nicht untersucht. Sehr wohl aber seine starke antioxidative und entzündungshemmende Wirkung.

Gerstangras	▶ Auf einen Blick
Dosierungs-Richtwert:	**15 g** / Tag
€ Kosten:	1 kg gibt es bereits ab ca. 20 €. Bei 15 g / Tag entsprechen die monatlichen Kosten ca. **10 €.**
Bezugs-quellen:	Am günstigsten in Internetshops
Auf was zu achten ist:	Bei Unverträglichkeiten sollten Sie die Dosis reduzieren.
Studien:	(76)

Angaben ohne Gewähr. Anwendung auf eigene Gefahr!

Wirkung positiv getestet bei:

In vitro (Reagenzglas)	In vivo (Tiere)	In vivo (Mensch)
✔		✔

www.**Insider-Heilverfahren**.com
Hochwertig wissenschaftliche Gesundheitsliteratur

Insider-Heilverfahren gegen Akne

55

Mariendistel (Silymarin) gegen Akne

Von Mariendistel haben Sie sicher schon des Öfteren gehört. Bekannt ist es hauptsächlich als Mittel gegen Lebererkrankungen. Doch die wenigsten wissen, dass Mariendistel weit mehr zu bieten hat, als die Leber zu schützen, zu stärken und zu entgiften. Es ist eines der besten Mittel, um die körpereigenen Antioxidantien **Superoxid-Dismutase (SOD)**, **Glutathionperoxidase** und **Katalase** deutlich zu erhöhen *(Studie 32)*. Neben **Silymarin** als Hauptwirkstoff, befinden sich in den Samen und Blättern der Mariendistel Flavonoide, Aminosäuren, Bitterstoffe, Schleimstoffe, ätherisches Öl und Sterole. Um eine medizinisch starke Wirkung zu erzielen, werden die Hauptwirkstoffe aus der Mariendistel extrahiert (meist mittels Alkohol), um in einer Tablette eine möglichst hohe Konzentration der Wirkstoffe zu erhalten. Mariendistel ist ein sehr starkes Antioxidans (ähnlich wie Vitamin A und E!) und eignet sich auch prima, um z.B. Pommes- oder Chips-Konsum zu kompensieren, da die schädlichen oxidierten Fette dieser Genussmittel durch Mariendistel abgefangen werden. Sie können diesen Effekt mittels Freie-Radikale-Tests für den Urin selbst messen: Bestellbar in Apotheken unter der PZN **10847588**.

Mariendistel ▸ Auf einen Blick

Dosierungs-Richtwert:	**400 mg / Tag Silymarin** (der Hauptwirkstoff aus Mariendistel)
€ Kosten:	**ca. 3 € / Monat** (beim Kauf einer Jahrespackung)
Bezugs-quellen:	Am günstigsten in Internetshops
Auf was zu achten ist:	Achten Sie darauf, dass es sich auch tatsächlich um den Hauptwirkstoff Silymarin handelt (als Extrakt) und nicht nur um getrocknete Mariendistelsamen.
Studien:	(32)

Angaben ohne Gewähr. Anwendung auf eigene Gefahr!

Wirkung positiv getestet bei:

In vitro (Reagenzglas)	In vivo (Tiere)	In vivo (Mensch)
	✔	✔

Maßnahmen zur Entgiftung

Akne durch Toxine

Wir sind ständig Toxinen wie Schwermetallen, Pestiziden und anderen Chemikalien aus der Umwelt und Lebensmitteln ausgesetzt. Zahlreiche Erfahrungsberichte bestätigen, dass **durch Entgiftung Akne verschwand.** In diesem Kapitel möchte ich Ihnen daher einige effektive Möglichkeiten aufzeigen, wie Sie sich entgiften können:

- **Giftige Galle ausleiten mit Rizinusöl**
- **Insider-Heilverfahren gegen Schwermetalle**

Giftige Galle ausleiten mit Rizinusöl

99   *Ein Mann berichtet, dass seine Haut sich seit der Rizinusöl-Entgiftung dahingehend verändert habe, dass diese zunehmend straff und frei von jeglichen Unreinheiten wurde (Quelle 7a)*

99   *Eine Frau berichtet, dass sie nach 4 Rizinusöl-Ausleitungen eine reinere Haut feststellte (Quelle 7b)*

99   *Eine Frau mit bislang 16 Rizinusöl-Ausleitungen berichtet, dass sie seitdem kaum noch Pickel auf dem Oberarm hat. (Quelle 7c)*

99   *Eine Frau berichtet, dass Pickel, Furunkel und andere „raue Stellen" auf der Haut direkt nach einem Rizinusöl-Tag verschwinden (Quelle 7d)*

" *Ein Rizinusöl-Anwender berichtet, dass er seit diversen Ausleitungen (er wüsste die genaue Anzahl nicht), eine „optisch bessere Haut" feststellte. (Quelle 7e)*

In der *Gallenflüssigkeit* werden Giftstoffe deponiert. Daher ist es wichtig, die Galle möglichst oft auszuleiten, sodass neue Galle produziert werden kann. Dies passiert mit einer fettreichen Mahlzeit zu *maximal 10%*. Die restlichen 90% werden rückresorbiert, also quasi wiederverwertet. Das nennt man „enterohepatischer Kreislauf" (*Entero= Darm, Hepatisch =Leber), also zu Deutsch "Darm-Leber-Kreislauf"*. Nur Rizinusöl bewirkt eine **100%** Ausscheidung der Galle und somit auch der Giftstoffe! **Mit jeder Galle-Produktion wandern Toxine (=Giftstoffe) aus den Körpergeweben in die Gallenflüssigkeit.** Die Galle dient dazu, Fett zu verdauen, aber auch Toxine zu speichern und so über den Darm auszuscheiden. Daher wird bei jeder fettreichen Mahlzeit die Gallenflüssigkeit in den Zwölffingerdarm ausgeschüttet. Rizinusöl entgiftet durch Ausschüttung und Entfernung der gesamten toxinreichen Gallenflüssigkeit, als auch durch Ausschüttung von *Prostaglandinen (=Gewebshormone mit verschiedenen Wirkungen wie beispielsweise Schutz des Magens oder Steigerung der Durchblutung)*. Rizinusöl fördert auch die Bildung neuer Lymphgefäße. In meinem Buch *„Heilen und Entgiften mit Rizinusöl"* gehe ich detailliert auf die Wirkung von Rizinusöl ein. Zahlreiche Erfahrungsberichte zur Heilung verschiedenster Krankheiten wie schwere Allergien, Tinnitus, Haarausfall, Ekzeme u.v.m. werden in dem Buch vorgestellt. Natürlich kommen auch wissenschaftliche Studien nicht zu kurz. Rizinusöl ist eines der ältesten Heilmittel der menschlichen Geschichte. Seine entgiftenden Eigenschaften sind aufgrund der zahlreichen Erfahrungsberichte nicht mehr zu leugnen und es stellt aus meiner Sicht ein Heilmittel, insbesondere zur *Entgiftung* dar, was selbst in alternativmedizinischen Kreisen kaum bekannt ist und deren entgiftende Wirkung maßlos unterschätzt wird. Rizinusöl kann zu Recht als *echter Insider-Tipp* angesehen werden!

Und so entgiften Sie mit Rizinusöl: Sie brauchen pro Sitzung:

1. 50 ml Rizinusöl

2. 50 ml Sojamilch

3. Kakao-Pulver (kein reiner Kakao, sondern Pulver, das zur Herstellung eines Kakaogetränks verwendet wird)

4. eine 100 ml Medizinalflasche mit breitem Hals (bekommen Sie in jeder Apotheke). Diese ist wiederverwendbar und eine einmalige Anschaffung!

5. Optional: 10 g Medizinal-Kohle

Wer Kakao und/oder Sojamilch gar nicht mag, kann stattdessen auch Karottensaft verwenden (dann natürlich ohne Kakaopulver). Kuh- statt Sojamilch halte ich für gesundheitlich bedenklich, aber zur Ausleitung wäre es dennoch geeignet. Ich empfehle es jedoch nicht! Kakao eignet sich für diesen Zweck hervorragend, weil in dem Kakaopulver Emulgatoren enthalten sind, die sich mit dem festen Rizinusöl vermischen. Zusätzlich überspielt der Kakao den unangenehmen Geschmack des Rizinusöls. Bei Karottensaft hat man diese Emulgation nicht. Sie spüren also bereits beim herunterschlucken, dass es sich um ein fettes Öl handelt, was evtl. unangenehm werden kann!

Und so gehen Sie vor:

1. Nehmen Sie die 100 ml Medizinal-Flasche zur Hand
2. befüllen Sie diese zur Hälfte (also 50 ml) mit Sojamilch
3. geben Sie ca. 2 Teelöffel Kakaopulver hinzu
4. schließen Sie die Flasche und schütteln Sie kräftig
5. jetzt gießen Sie 50 ml Rizinusöl hinzu
6. noch einmal kräftig schütteln
7. dann zügig austrinken

Wann ist der beste Zeitpunkt der Einnahme?

Zwischen 23 Uhr und 2 Uhr nachts. Warum gerade diese Zeit so wichtig ist, hat etwas mit der „Organuhr" zu tun. Viele machen leider den Fehler und nehmen Rizinusöl morgens ein, gegen 6 oder gar 10 Uhr. Das ist ganz schlecht. Aus eigener Erfahrung kann ich sagen, dass sich solche Einnahmezeiten so ungünstig auswirken, dass der Durchfall sich sogar noch auf den **nachfolgenden Tag erstrecken kann!** Nehmen Sie das Rizinusöl daher lieber am Abend vor dem zu Bett gehen ein. Und Sie werden sehen, dass sie morgens zwischen 6 und 10 Uhr irgendwann aufwachen werden. Es wird 1-2 Stunden Durchfall geben, aber dann ist die Sache auch erledigt und Sie können den Tag ganz normal gestalten wie sonst auch und haben keinerlei Zeitverlust. Wenn Sie mögen, können Sie die Rizinusöl-Entgiftungen jede Woche oder öfter durchführen.

Rizinusöl	▶ Auf einen Blick
Dosierungs-Richtwert:	50 ml, 1x wöchentlich
€ Kosten:	1 Liter gibt es bereits ab ca. **10 €**. Kleinere Mengen sind auf den ml gerechnet teurer.
Bezugs-quellen:	Am günstigsten in Internetshops
Auf was zu achten ist:	Erfahrungsberichte zeigen, dass Rizinusöl auch bei Menschen mit entfernter Gallenblase und Histamin-Intoleranz funktioniert. Diese konnte laut Erfahrungsberichten sogar geheilt werden.

Angaben ohne Gewähr. Anwendung auf eigene Gefahr!

Wirkung positiv getestet bei:

In vitro (Reagenzglas)	In vivo (Tiere)	In vivo (Mensch)
		✔

Insider-Heilverfahren gegen Schwermetalle: Modifiziertes Zitruspektin, Alpha-Liponsäure, Knoblauch und Selen

Entgiften mit modifiziertem Zitruspektin

Mit dem signifikanten Anstieg der Umwelt- und Schwermetalltoxizität ist die Notwendigkeit effektiver natürlicher Chelatoren eine Notwendigkeit geworden. Die wissenschaftliche Forschung hat festgestellt, dass zahlreiche Erkrankungen auf das Konto einer akuten und chronischen Schwermetallbelastung gehen. Es gibt eine Reihe von kleinen Studien, die die Wirkung von modifiziertem Zitruspektin zur Ausleitung von Schwermetallen (Blei, Cadmium und Arsen) belegt haben. Eine Studie von 2008 kam zu dem Schluss, dass modifiziertes Zitruspektin ein wirksamer Chelator von Blei bei Kindern ist, die mit toxischen Blei-Niveaus ins Krankenhaus eingeliefert wurden. Kinder mit einem Blutserumspiegel von mehr als 20 mcg/dl, erhielten 15 g mod. Zitruspektin (Firma "PectaSol") in 3 geteilten Dosen pro Tag. **Es kam es zu einer dramatischen Abnahme der Blutserumspiegel von Blei um 161%** und eine dramatische Zunahme in der 24-stündigen Urin-Ausscheidung *(Studie 26)*.

Fünf Fallstudien aus dem Jahr 2007 zeigten eine signifikante Reduktion der toxischen Schwermetalle **(74% durchschnittliche Abnahme)**, ganz ohne Nebenwirkungen *(Studie 27)*.

Auch bei gesunden Menschen signifikante Schwermetall-Ausscheidungen:

Eine weitere Studie wurde durchgeführt, um die Wirkung von modifiziertem Zitruspektin auf die Harnausscheidung von toxischen Elementen bei gesunden Individuen zu bewerten. Den Studien-Probanden wurden täglich 15 Gramm mod. Zitruspektin (Firma "PectaSol") für 5 Tage verabreicht. 24-Stunden-Urinproben wurden am Tag 1 und Tag 6 zum Vergleich mit dem Ausgangswert gesammelt. In den ersten 24 Std. der mod. Zitruspektin-Verabreichung erhöhte sich die Harnausscheidung

von **Arsen signifikant um 130%**. Am Tag 6 kam es zu einer **150%
erhöhten Cadmium-Ausscheidung**. Bei **Blei kam es sogar zu einer
560% erhöhten Ausscheidung** über den Urin. Das Bemerkenswerte an
dieser Studie war, dass es sich nicht um kranke Menschen mit einer
akuten Metall-Vergiftung handelte, sondern um ganz normale gesunde
Probanden. Sie sehen also schon, dass sich auch bei vermeintlich
gesunden Menschen Schwermetalle versteckt haben, die erst durch das
modifizierte Zitruspektin ans Tageslicht kamen *(Studie 28)*. Gerade bei
hartnäckigen Akne-Fällen ist eine hohe Giftbelastung als Ursache
wahrscheinlich und das modifizierte Zitruspektin stellt hier ein sicheres,
nebenwirkungsfreies und zudem leicht anwendbares
Ausleitungsverfahren dar, was selbst in alternativmedizinischen Kreisen
kaum bekannt ist.

Modifiziertes Zitruspektin ▸ **Auf einen Blick**	
Dosierungs-Richtwert:	3 x 5 g / Tag
€ Kosten:	900 g sind derzeit (Stand 2021) für knapp 100 Euro in Internet-Shops wie Amazon erhältlich. Tabletten sind jedoch deutlich teurer.
Bezugs-quellen:	Internetshops wie Amazon (u.a.)
Studien:	**(26) (27) (28)**

Angaben ohne Gewähr. Anwendung auf eigene Gefahr!

Wirkung positiv getestet bei:

In vitro (Reagenzglas)	In vivo (Tiere)	In vivo (Mensch)
		✔

Schwermetalle ausleiten mit Alpha-Liponsäure

Hierbei handelt es sich um eine schwefelhaltige Fettsäure, die sehr stark antioxidativ wirkt (sowohl fett- als auch wasserlöslich), welche vom Körper selbst produziert wird. Sie ist an zahlreichen Enzymen beteiligt, auch am Zucker- und Fettstoffwechsel und zählt zu den stärksten (körpereigenen) Antioxidantien. Die Mengen, die vom Körper selbst produziert werden, reichen in den meisten Fällen jedoch nicht aus, um den Bedarf (insbesondere bei Vergiftungen) gerecht zu werden, so dass eine zusätzliche Einnahme durch die Nahrung oder in Form von Tabletten hilfreich ist. Die am besten dokumentierte Wirkung ist die Ausleitung von überschüssigem Eisen aus dem Körper. Zwar gibt es auch Menschen mit einem Eisen-*Mangel,* der z.B. zu Haarausfall und Blutarmut führen kann. Umgekehrt gibt es das jedoch auch, nämlich dass zu *viel* Eisen im Körper vorhanden ist. Dies ist sehr problematisch, denn Eisen ist sehr reaktionsfreudig. Je mehr Eisen im Körper vorhanden ist, desto höher ist der oxidative Stress durch freie Radikale. Frauen vor der Menopause (Wechseljahre) verlieren durch ihre Regelblutungen sehr viel Eisen, was ihnen gesundheitlich sehr zu Gute kommt, während Kinder, Männer und Frauen nach der Menopause diesen Schutz nicht haben und daher die Gefahr eines Eisen-Überschusses entstehen kann. In einer Studie *(605)* konnte nachgewiesen werden, dass Frauen nach der Menopause deutlich höhere Eisenwerte (Ferritin) in der Haut hatten als bei Frauen vor der Menopause und **die zu hohen Eisenwerte korrelierten mit oxidativem Stress**, der Zellen schädigen und auch zu Faltenbildung in der Haut führen kann. Die Alpha-Liponsäure hat sich hier als wirksames Mittel *(Studie 606)* herausgestellt, da es mit Eisen eine chemische Reaktion eingeht und es aus dem Körper leitet. **Der Körper benötigt Eisen nur in sehr geringen Konzentrationen!** Nehmen Sie kein Nahrungsergänzungsmittel ein, in dem Eisen vorkommt! Es sei denn, bei Ihnen wurde tatsächlich ein Eisen-Mangel diagnostiziert. Außer der Alpha-Liponsäure sind **Blutspenden** und **Artemisinin** weitere Maßnahmen, um Eisen aus dem Körper zu leiten. Sie finden die Alpha-Liponsäure in Nahrungsmitteln u.a. in: Spinat, Brokkoli, Reiskleie, Rosenkohl und Tomaten, Kartoffeln und Erbsen.

(R+) Alpha Liponsäure ▸ Auf einen Blick

Wirkung:	Ein sehr starkes Antioxidans, welches zusätzlich auch überschüssiges Eisen aus dem Körper leitet.
Dosierungs-Richtwert:	Täglich 600 mg, morgens auf <u>nüchternen</u> Magen
€ Kosten:	ca. **27 €** / Monat
Bezugs-quellen:	Internetshops, Apotheken (z.B. unter der PZN **10045245**)
Auf was zu achten ist:	Achten Sie unbedingt darauf, dass es sich um die (R+)-Variante handelt! Nur diese ist das Original. Andere Formen sind synthetisch hergestellt und haben eine deutlich schwächere Wirkung! Außerdem sollten Sie die Tabletten erst 2 Std. nach dem essen einnehmen oder 30 Min vor dem essen, da Nahrung die Aufnahme der Alpha-Liponsäure vermindert! Das aller beste ist jedoch die Einnahme morgens auf nüchternen Magen!
Studien:	**(605) (606) (607) (608)**

Angaben ohne Gewähr. Anwendung auf eigene Gefahr!

Wirkung positiv getestet bei:

In vitro (Reagenzglas)	In vivo (Tiere)	In vivo (Mensch)
		✔

Schwermetalle ausleiten mit Knoblauch

Knoblauch *(Allium sativum)* gehört zu den ältesten Kulturpflanzen der Welt und wird seit Tausenden von Jahren als Arzneimittel eingesetzt. Wegen seines Geruchs wird er von vielen Menschen verschmäht. Doch seine Wirkungen auf die Gesundheit sind gigantisch: Er wirkt antimikrobiell, antithrombotisch, antiarthritisch, hypoglykämisch (blutzuckersenkend) und einiges mehr. Knoblauch stammt aus Zentralasien und dem nordöstlichen Iran. Mittlerweile wird Knoblauch jedoch sogar in Deutschland angebaut. Der größte Knoblauch-Produzent weltweit ist mit 79% China. Der Bestandteil für den typischen Knoblauch-Geruch ist das im Knoblauch enthaltende Allicin. Dieser Geruch, den viele Menschen nicht mögen, kann mit Hilfe von frischer Petersilie, Salbei, Kardamom oder Minze verhindert oder zumindest abgeschwächt werden. Knoblauch besteht nicht nur aus Schwefel, wie viele sicherlich annehmen. Es enthält ein ganzes Bündel an Nährstoffen. Besonders bemerkenswert ist das im Knoblauch vorkommende *Adenosin*. Es ist Bestandteil des ATP *(Adenosintriphosphat)* und als solches für die Energieproduktion der Zellen wichtig. Des Weiteren öffnet Adenosin Kaliumkanäle, die die Blutgefäße entspannen, den Muskeltonus reduzieren und damit den Blutdruck senken. Knoblauch stimuliert auch die T-Zellen und die natürlichen Killerzellen des Immunsystems und stärkt damit die körpereigene Abwehr, insbesondere gegen Krebs- und virusinfizierte Zellen. Die wenigsten Menschen wissen, dass Knoblauch auch ein gutes Mittel gegen Schwermetalle ist (insbesondere Blei und Cadmium). Die Behandlung von mit Blei und Cadmium belasteten Mäusen mit Knoblauch (12,5-100 mg / l) verringerte deutlich Blei- und Cadmium-Konzentrationen der Tiere in den Organen der Leber, Niere, Herz, Milz und im Blut *(Studie 603)*. Des Weiteren aktiviert Knoblauch auch Entgiftungs-Enzyme *(Studie 604)*.

Wirkung:	Leitet Schwermetalle aus (v.a. Cadmium und Blei) und aktiviert Entgiftungs-Enzyme. Außerdem beinhaltet es zahlreiche weitere gesundheitsfördernde Wirkungen wie z.B. die Senkung von Blutdruck und Blutzucker (Diabetes) oder die Stärkung des Immunsystems.
Dosierungs-Richtwert:	Jeden Tag mindestens eine Knolle. Ein Netz im Supermarkt enthält meistens vier Knollen.
€ Kosten:	Wenn jeden Tag eine Knolle verzehrt wird, rechnen Sie mit ca. **8 €** pro Monat.
Bezugs-quellen:	In jedem Supermarkt
Auf was zu achten ist:	Der Knoblauch-Geruch, den viele Menschen nicht mögen, kann mit Hilfe von frischer Petersilie, Salbei, Kardamom oder Minze verhindert oder zumindest abgeschwächt werden. Zermahlen Sie den Knoblauch unbedingt oder zerkauen Sie ihn gut, da die Wirkstoffe erst durch die Zermahlung wirksam werden!
Studien:	**(603)** *Knoblauch (Allium Sativum L.) als potenzielles Gegenmittel gegen Cadmium- und Bleivergiftung: Verteilung und Analyse von Cadmium und Blei in verschiedenen Mäuseorganen* **(604)** *Aus Knoblauch gewonnenes Natrium-2-propenylthiosulfat induziert Phase-II-Entgiftungsenzyme in RattenH4IIE-Zellen*

Angaben ohne Gewähr. Anwendung auf eigene Gefahr!

Wirkung positiv getestet bei:

In vitro (Reagenzglas)	In vivo (Tiere)	In vivo (Mensch)
	✔	

Schwermetalle ausleiten mit Selen

Bei Selen handelt es sich um ein lebenswichtiges Spurenelement, welches wir zwingend mit der Nahrung aufnehmen müssen, da der Körper es nicht selbst herstellen kann. Viele Regionen der Welt, so auch Europa, gelten als Selen-Mangelgebiete. Große Teile der Bevölkerung sind mit Selen unterversorgt. Doch auch eine Überdosierung birgt große Gesundheitsgefahren. Sowohl ein zu viel, als auch ein zu wenig an Selen schadet massiv die Gesundheit, weshalb auf eine exakte Dosierung geachtet werden sollte. Selen ist eines der stärksten körpereigenen Antioxidantien, schützt Zellen also vor oxidativem Stress und ist auch an zahlreichen Enzymen beteiligt. Vor allem an der *Glutathionperoxidase*, welche freie Sauerstoff-Radikale unschädlich macht. Das Spurenelement eignet sich sowohl zum Schutz der Zellen vor Schwermetallen, als auch zu dessen Ausleitung, wie in einer Studie *(610)* gezeigt werden konnte: Die Anwohner in Wanshan, China, leiden unter einer erhöhten Quecksilberbelastung. Das Ziel einer Studie war es, die Auswirkungen einer oralen Supplementation mit Selen angereicherter Hefe in dieser langfristig quecksilberbelasteten Bevölkerung zu untersuchen. 103 Freiwillige aus der Region wurden rekrutiert und 53 von ihnen wurden täglich mit 100 Mikrogramm organischem Selen (als Selenhefe) für 3 Monate behandelt, während 50 von ihnen mit Hefe *ohne* Selen behandelt wurden. Es kam zu einer signifikanten Erhöhung der Quecksilber-Konzentrationen im Urin bei den mit Selen behandelten Probanden ab dem 30. Behandlungstag, welche sich bis zum 90. Behandlungstag deutlich weiter verstärkten. In den mit Placebo behandelten Gruppen kam es zu keiner erhöhten Quecksilber-Ausscheidung. Und: je stärker die Belastung mit Schwermetallen im Körper ist, desto stärker sinkt der Selen-Spiegel in den Keller *(Studie 609)*. Besonders reich an Selen sind Paranüsse mit ca. 1.900 Mikrogramm pro 100 g.

Wirkung:	Leitet Quecksilber aus und schützt Zellen vor Schwermetallen
Dosierungs-Richtwert:	100 mcg / Tag als Selenhefe. Verwenden Sie nicht mehr, da Selen in höheren Dosen toxisch wirkt!
€ Kosten:	Ca. **2 – 3 €** / Monat
Bezugs-quellen:	Diverse Internetshops und Apotheken (z.B. PZN: **10310003**)
Auf was zu achten ist:	Selen sollte nicht überdosiert werden, da es ansonsten toxisch wirken kann! Das gilt auch für den Konsum von Lebensmitteln. 100 g Paranüsse enthalten bereits 1.900 mcg Selen, welches sehr bedenklich ist. Andere Lebensmittel haben weitaus geringere Konzentrationen.
Studien:	**(609)** *Beziehung zwischen Selen, Blei und Quecksilber in roten Blutkörperchen saudischer autistischer Kinder* **(610)** *Die Ergänzung mit Selen erhöht die Quecksilberausscheidung*

Angaben ohne Gewähr. Anwendung auf eigene Gefahr!

Wirkung positiv getestet bei:

In vitro (Reagenzglas)	In vivo (Tiere)	In vivo (Mensch)
		✔

Übersicht über die gesicherten wissenschaftlichen Erkenntnisse der einzelnen Mittel gegen Schwermetalle:

	Blei	Cadmium	Eisen	Arsen	Quecksilber
Selen					✔
Alpha-Liponsäure			✔		
Mod. Zitruspektin	✔	✔		✔	
Knoblauch	✔	✔			
Selen + A-Liponsäure + Mod. Zitruspektin + Knoblauch	✔	✔	✔	✔	✔

Äußerliche Therapien

Akne durch Propionibacterium acnes

Obwohl dieses Bakterium als Teil der normalen Hautflora bei jedem Menschen vorkommt und über hundert verschiedene Arten bekannt sind, so haben Akne-Patienten eine deutlich **höhere** Belastung dieses Bakterienstammes in ihrer Haut. Daher ist ein Therapie-Ziel, dieses Bakterium aus der Haut zu entfernen oder zumindest die Anzahl deutlich zu reduzieren. Ihnen stehen dazu eine ganze Reihe naturheilkundlicher Therapien zur Verfügung. Zum Beispiel:

- Thymianöl
- Jod-Lösung
- Wasserstoffperoxid (5%, max. 12%)

Thymianöl gegen P. Acnes

Ätherische Öle aus Thymian, Zimt und Rose zeigten die besten antibakteriellen Aktivitäten gegenüber P. acnes mit Hemmdurchmessern von 40 mm, 33,5 mm und 16,5 mm und minimalen Hemmkonzentrationen von 0,016%. Dynamische Zeitabtötungsverfahren zeigten, dass ätherische Thymian-, Zimt-, Rosen- und Lavendelöle die stärksten bakteriziden Aktivitäten bei einer Konzentration von 0,25% zeigten und P. acnes nach 5 min vollständig abgetötet wurde *(Studie 73)*.

Lavendelöl gegen Androgene

Studien und Erfahrungsberichte zeigten, dass Lavendelöl, aber auch Teebaumöl Anti-Androgene und Pro-Östrogene Wirkung haben. Androgene (männliche Geschlechtshormone) begünstigen Akne, während Östrogene (weibliche Geschlechtshormone) eine hemmende Wirkung auf Akne und fettende Haut haben. Eine Verschiebung des Haut-Milieus von androgen Richtung östrogen, kann daher eine positive Wirkung auf das Hautbild haben. Es könnte allerdings auch den Bartwuchs hemmen. Kalkulieren Sie das bei einer evtl. Anwendung mit ein!

Achtung Teebaumöl: Dieses Öl führt bei vielen Menschen zu Unverträglichkeiten! Bevorzugen Sie daher lieber das Lavendelöl!

Praxis-Tipp: Mischen Sie einige Tropfen Thymianöl + Lavendelöl in Ihre Gesichtscreme. Alternativ können Sie auch eine alkoholische Tinktur herstellen, welche 97% Alkohol beinhaltet, z.B. 99% Alkohol und 1% Thymianöl. Sie können (wenn Sie es vertragen) auch höhere Konzentrationen bis 10% verwenden. Der 97%-ige Alkohol ist in der Regel sehr gut hautverträglich und hilft sogar gegen die Demodex-Milben, welche ebenso mit Akne assoziiert sind.

Povidon-Jod (mit 10% Salizylsäure) gegen P. Acnes und Narben

Ein kaum bekanntes Mittel gegen Narben ist die **äußerliche Anwendung von Povidon-Jod.** In einem wissenschaftlich publizierten Fallbericht *(36)* lösten sich durch Jod selbst 50 Jahre alte Narben auf. Wichtig ist allerdings, dass das Jod auch tief in die Haut einziehen kann. Da Salben oftmals die Poren verstopfen, wäre dies also keine gute Idee. Mein Tipp daher: **Mischen Sie Jod mit DMSO (30% DMSO / 70% Jod).** DMSO (Dimethylsulfoxid) ist ein völlig unschädliches Abfallprodukt aus der Papierindustrie. Es ist organischer Schwefel, der als „Schleuser" alle Mittel bis tief unter die Haut und sogar in den Blutkreislauf bringt. Sie erhalten DMSO in gut sortierten Internet-Shops, selten in Apotheken. Ein Liter kostet zwischen 20 und 30 Euro. Kleinere Mengen kosten meist nur geringfügig weniger, weshalb alles unter einem Liter aus meiner Sicht ein zu schlechtes Preis-Leistungs-Verhältnis ist. Jod hingegen bekommen Sie sehr günstig in Apotheken. 100 ml bereits ab ca. 5 Euro oder weniger.

Tipp: Noch besser wirkt es, wenn Sie der DMSO-Jod-Tinktur auch noch 10% Salizylsäure beimischen. Dies ist ein aus Pflanzen gewonnener Stoff, der die Haut erweicht und einen Schäl-Effekt bewirkt. Dieses Mittel ist unter Akne-Patienten recht bekannt. Das Problem dabei ist jedoch, dass Salizylsäure fast immer als Salbe angeboten wird. Und genau diese könnte die Poren verstopfen. Mischen Sie Ihre Tinkturen daher lieber selbst. In einer Wasser-DMSO- bzw. Jod-Lösung ist nichts fettig, sodass auch keine komedogene Wirkung zu erwarten ist. Sie erhalten reine Salizylsäure als Pulver in diversen Internet-Shops. Mit 10 ml auf 100 ml DMSO/Jod haben Sie eine 10% Konzentration.

Wasserstoffperoxid gegen P. Acnes

Hierbei handelt es sich um eine stabile flüssige Verbindung aus Wasserstoff und Sauerstoff. Sie wirkt desinfizierend und tötet die übermäßigen Akne verursachenden Bakterien. Die minimale Konzentration sollte **3%** und die maximale **12%** sein. Erhältlich in Apotheken und Online-Shops. Im Ausland oft auch in Supermärkten.

Kolloidales Silizium-Gel gegen fettige Haut

In einer Studie (*38*) wurden fünfzehn Akne-Patienten jeden Tag morgens und abends zu je zwanzig Minuten mit Silizium-Gel (äußerlich angewandt) für sechs Wochen behandelt. Der mittlere Sebum-Index betrug **193 zu Beginn** und **88 nach 6 Wochen**. In der Placebo-Gruppe (ohne Wirkstoff) lag der mittlere Sebum-Index bei zu Beginn bei 187 und nach 6 Wochen bei 179. Das bedeutet: **Die Talgproduktion nahm in der Wirkstoffgruppe um die Hälfte ab!** Nach dem Absetzen des Silizium-Gels hatten die Probanden auch 3 Monate nach dem Experiment keine Rückkehr der Akne! Beachten Sie dennoch, dass es sich hier um eine Symptombehandlung handelt. Die Ursache der Akne wird kaum ein Mangel an einer Silizium-Maske sein! Verwenden Sie das Silizium-Gel also nur zur Unterstützung. Sie erhalten Siliziumgel in Apotheken und noch günstiger in Online-Apotheken. Z.B. unter der PZN: **00679397**. Es ist auch bekannt unter der Bezeichnung *"Kieselsäure-Gel"* oder *"kolloidales Siliziumgel"*.

Achtung: Verwenden Sie das kolloidale Siliziumgel erst, falls alle anderen Therapien versagt haben! Die Austrocknung der Haut mit Siliziumgel kann die Haut nämlich auch *sehr irritieren* und bei einigen *erst recht* zu Pickeln führen! Bevorzugen Sie statt dem Siliziumgel lieber Salizylsäure!

Akne-Stifte mit Salizylsäure zur Unterstützung

In Drogerien erhalten Sie Akne-Stifte, die braun sind, also die selbe Farbe haben wie die Haut. Sie decken nicht nur die Pickel gut ab, sondern wirken auch gleichzeitig gegen sie: So beinhalten sie meist Salizylsäure, welche die Pickel weich macht, dazu entzündungshemmendes Zink und Panthenol. Diese Stifte wirken sehr gut zur Unterstützung und verstopfen auch nicht die Poren! Vergessen Sie aber nicht, dass diese Stifte nur eine Ergänzung sein sollen, zusätzlich zu anderen Maßnahmen.

Schlusswort: Waren die Informationen in diesem Buch für Sie hilfreich?

Die Informationen, die diesem Buch zugrunde liegen, basieren auf wissenschaftlichen Studien, aber auch aus vielen Erfahrungen bisheriger Akne-Patienten. Auch ich selbst hatte früher mal Akne und konnte mich mit diesen im Buch beschriebenen Therapien davon heilen.

Wenn auch Ihnen diese Informationen weitergeholfen haben, würde ich mich freuen, wenn Sie mein Buch weiterempfehlen. Gerne freue ich mich auch über eine Rezension in einem der Online-Shops.

Nichtsdestotrotz ist dieses Buch natürlich (leider) sicherlich nicht der Wahrheit letzter Schluss. Auch wenn sicherlich vielen Menschen mit diesem Buch geholfen werden konnte, kann es durchaus vorkommen, dass Härtefälle auch mit den Informationen dieses Buches ihre Akne noch immer nicht heilen konnten. Das bedauere ich sehr und so ist es mir auch ein Anliegen, die Therapien gegen Akne immer weiter zu verbessern. Dazu brauchen wir viele Erfahrungsberichte. Ich würde mich daher sehr über Ihr Feedback freuen: Welche Methoden haben bei Ihnen funktioniert, welche nicht? Schreiben Sie mir gerne eine e-Mail an: mail@insider-heilverfahren.com Gerne werde ich all Ihre Vorschläge genau prüfen und diese ggf. in die nächste Auflage mit einfließen lassen!

Stichwortverzeichnis

Studien-und Quellverzeichnis

(1) Klinische Implikationen der Lipidperoxidation in der Akne vulgaris

https://www.ncbi.nlm.nih.gov/pmc/articles/PMC3012032/

(2) Auswertung der Serumvitamine A und E und Zinkspiegel nach der Schwere der Akne vulgaris

https://www.ncbi.nlm.nih.gov/pubmed/23826827

(3) Hat der Plasmaspiegel der Vitamine A und E einen Aknezustand?

https://www.ncbi.nlm.nih.gov/pubmed/16681594

(4) Eine Abnahme von Glutathion kann an der Pathogenese von Akne vulgaris beteiligt sein.

https://www.ncbi.nlm.nih.gov/pubmed/21896138

(5) Erythrozyten-Glutathion-Peroxidase-Aktivität in Akne vulgaris und die Wirkung von Selen und Vitamin E Behandlung.

https://www.ncbi.nlm.nih.gov/pubmed/6203294

(6) Die Rolle des antioxidativen Abwehrsystems in papulopustuläre Akne.

https://www.ncbi.nlm.nih.gov/pubmed/11349462

(7) Klinische Implikationen der Lipidperoxidation in Akne vulgaris

https://www.ncbi.nlm.nih.gov/pmc/articles/PMC3012032/

Erfahrungsberichte, Akne durch Rizinusöl geheilt:

(7a) http://www.symptome.ch/vbboard/entgiftung-allgemein/1804-rizinusoel-130.html

(7b) http://www.symptome.ch/vbboard/entgiftung-allgemein/1804-rizinusoel-148.html

(7c) http://www.symptome.ch/vbboard/entgiftung-allgemein/1804-rizinusoel-197.html

(7d) http://www.symptome.ch/vbboard/entgiftung-allgemein/1804-rizinusoel-304.html

(7e) http://www.symptome.ch/vbboard/entgiftung-allgemein/1804-rizinusoel-410.html

(8) Inhibition der Steroid-5-alpha-Reduktase durch spezifische aliphatische ungesättigte Fettsäuren.

https://www.ncbi.nlm.nih.gov/pubmed/1637346

(9) 5-alpha-Reduktase-katalysierte Umwandlung von Testosteron zu Dihydrotestosteron wird bei Prostatahandokarzinomzellen erhöht: Suppression durch 15-Lipoxygenase-Metaboliten von Gamma-Linolensäure und Eicosapentaensäuren.

https://www.ncbi.nlm.nih.gov/pubmed/12589947

(10) Synthese von Inositol bei Mäusen

https://www.ncbi.nlm.nih.gov/pmc/articles/PMC2135247/

(11) Serum insgesamt und ungebunden Testosteron und Sex Hormon bindenden Globulin (SHBG) bei weiblichen Akne-Patienten mit zwei verschiedenen oralen Kontrazeptiva behandelt

https://www.ncbi.nlm.nih.gov/pubmed/6084924

(12) WHO Kalium-Mangel

http://www.who.int/dietphysicalactivity/Elliot-brown-2007.pdf

(13) High School Diät-Milch-Aufnahme und Teenager-Akne.

https://www.ncbi.nlm.nih.gov/pubmed/15692464

(14) Milchkonsum: Verschärfung der Akne und Förderung von chronischen Krankheiten der westlichen Gesellschaften.

https://www.ncbi.nlm.nih.gov/pubmed/19243483

(15) Akne: Diät und Aknegenese

https://www.ncbi.nlm.nih.gov/pmc/articles/PMC3481796/

(16) The response of gamma Vitamin E to varying dosages of alpha Vitamin E plus vitamin C.

https://www.ncbi.nlm.nih.gov/pubmed/19303966

(17) Assoziation zwischen Alpha-Tocopherol, Gamma-Tocopherol, Selen und anschließender Prostatakrebs.

https://www.ncbi.nlm.nih.gov/pubmed/11121464

(18) Gamma-Tocopherol, aber nicht Alpha-Tocopherol, verringert proinflammatorische Eicosanoide und Entzündungsschäden bei Ratten.

https://www.ncbi.nlm.nih.gov/pubmed/12724340

(19) Oxidativer Stress bei Patienten mit Akne Vulgaris

https://www.ncbi.nlm.nih.gov/pmc/articles/PMC1533901/

(20) Oxidationsmittel und Antioxidantien Status bei Akne vulgaris Patienten mit unterschiedlicher Schwere.

https://www.ncbi.nlm.nih.gov/pubmed/24795060

(21) Abnahme von Glutathion kann in der Pathogenese von Akne vulgaris beteiligt sein.

https://www.ncbi.nlm.nih.gov/pubmed/21896138

(22) Effekte von N-Acetylcystein, oralem Glutathion (GSH) und einer neuartigen sublingualen Form von GSH auf oxidative Stressmarker: Eine vergleichende Crossover-Studie.

https://www.ncbi.nlm.nih.gov/pmc/articles/PMC4536296/

(23) Essentielle Fettsäuren und Akne

https://www.ncbi.nlm.nih.gov/pubmed/2936775

(24) Wirkung der Nahrungsergänzung mit Omega-3-Fettsäure und Gamma-Linolensäure auf Akne Vulgaris: eine randomisierte, doppelblinde, kontrollierte Studie

https://www.ncbi.nlm.nih.gov/pubmed/24553997

(25) Metabolic effects of the birth control pill

https://www.ncbi.nlm.nih.gov/pubmed/7026112

(26) The role of modified citrus pectin as an effective chelator of lead in children hospitalized with toxic lead levels.

https://www.ncbi.nlm.nih.gov/pubmed/18616067

(27) Integrative Medizin und die Rolle der modifizierten Zitrus Pektin / Alginate in Schwermetall-Chelat und Entgiftung - fünf Fallberichte.

https://www.ncbi.nlm.nih.gov/pubmed/18219211

(28) Die Wirkung von modifiziertem Zitruspektin auf die Harnausscheidung von toxischen Elementen.

https://www.ncbi.nlm.nih.gov/pubmed/16835878

(29) Silymarin in the prevention and treatment of liver diseases and primary liver cancer

https://www.ncbi.nlm.nih.gov/pubmed/21466434

(30) Silymarin in non alcoholic fatty liver disease

https://www.ncbi.nlm.nih.gov/pmc/articles/PMC3612568/

(31) Erythrozyten-Glutathion-Peroxidase-Aktivität in Akne vulgaris und die Wirkung von Selen und Vitamin E Behandlung.

https://www.ncbi.nlm.nih.gov/pubmed/6203294

(32) Silymarin erhöht antioxidative Enzyme bei Alloxan-induziertem Diabetes bei Rattenpankreas.

https://www.ncbi.nlm.nih.gov/pubmed/14659454

(33) Recalcitrant Akne vulgaris sekundär zu einem Zahnabszess

https://www.ncbi.nlm.nih.gov/pubmed/10467506

(34) Acneiform eruption due to "megadose" vitamins B6 and B12

https://www.ncbi.nlm.nih.gov/pubmed/1834437

(35) Das Problem der Vitamin B6 / B12 Akne. Ein Beitrag zur Akne medicamentosa

https://www.ncbi.nlm.nih.gov/pubmed/130553

(36) Successful human scar regeneration by topical iodine: a case report: an interim (3.5 year) summary

https://www.ncbi.nlm.nih.gov/pubmed/19168293

(37) A multi-centre, double-blind study of serrapeptase versus placebo in post-antrotomy buccal swelling

https://www.ncbi.nlm.nih.gov/pubmed/6366808

(38) Die Wirkung von Silicol Gel im Vergleich zu Placebo auf papulopustuläre Akne und Talg Produktion. Eine doppelblinde Studie

https://www.ncbi.nlm.nih.gov/pubmed/8854287

(46) Magnesium-Aufnahme ist umgekehrt mit Koronararterienverkalkung assoziiert: die Framingham Herzstudie

https://www.ncbi.nlm.nih.gov/pubmed/24290571

(47) Weichgewebeverkalkung mit lokaler und oraler Magnesiumtherapie behandelt.

https://www.ncbi.nlm.nih.gov/pubmed/2133625

(48) Untersuchung der Magnesium-Bioverfügbarkeit aus zehn organischen und anorganischen Mg-Salzen bei Mg-abgereicherten Ratten unter Verwendung eines stabilen Isotopenansatzes

https://www.ncbi.nlm.nih.gov/pubmed/16548135

(49) Bioverfügbarkeit von US-kommerziellen Magnesiumpräparaten.

https://www.ncbi.nlm.nih.gov/pubmed/11794633

(50) Magnesium Bioverfügbarkeit aus Mineralwasser. Eine Studie bei erwachsenen Männern

https://www.ncbi.nlm.nih.gov/pubmed/12001016

(51) Mg Citrat fand mehr bioverfügbar als andere Mg-Präparate in einer randomisierten, doppelblinden Studie.

https://www.ncbi.nlm.nih.gov/pubmed/14596323

(52) Magnesium-Bioverfügbarkeit aus Magnesiumcitrat und Magnesiumoxid.

https://www.ncbi.nlm.nih.gov/pubmed/2407766

(58) Phytat (Myo-Inositol-Hexakisphosphat) hemmt kardiovaskuläre Verkalkungen bei Ratten

https://www.ncbi.nlm.nih.gov/pubmed/16146720

(59) Diätetisches Myo-Inositol-Hexaphosphat verhindert dystrophische Verkalkungen in Weichgeweben: eine Pilotstudie bei Wistar-Ratten.

https://www.ncbi.nlm.nih.gov/pubmed/15102518

(60) Phytat reduziert altersbedingte Herz-Kreislauf-Verkalkung.

https://www.ncbi.nlm.nih.gov/pubmed/18508720

(61) Studie einer Myo-Inositol-Hexaphosphat-basierten Creme zur Vermeidung von dystrophischen Calcinose cutis.

https://www.ncbi.nlm.nih.gov/pubmed/15888163

(62) Diätetisches l- Lysin verhindert arterielle Verkalkung bei Adenin-induzierten Uremic-Ratten

https://www.ncbi.nlm.nih.gov/pmc/articles/PMC4147981/

(63) Vitamin D Toxizität bei Erwachsenen: Eine Fallreihe aus einem Bereich mit endemischer Hypovitaminose D:

https://www.ncbi.nlm.nih.gov/pmc/articles/PMC3191699/

(64) Einnahme und Quellen von Phylloquinon (Vitamin K (1) bei 4-jährigen britischen Kindern: Vergleich zwischen 1950 und den 1990er Jahren.

https://www.ncbi.nlm.nih.gov/pubmed/15877910

(65) Verbände der diätetischen Kalziumzufuhr und Kalziumergänzung mit Myokardinfarkt und Schlaganfallrisiko und Gesamt-Herz-Kreislauf-Mortalität in der Heidelberger Kohorte der Europäischen Studieninteresses zur Krebs- und Ernährungsstudie (EPIC-Heidelberg).

https://www.ncbi.nlm.nih.gov/pubmed/22626900

(68) Niacin-Therapie, HDL-Cholesterin und Herz-Kreislauf-Erkrankung: Ist die HDL-Hypothese defekt?

https://www.ncbi.nlm.nih.gov/pmc/articles/PMC4829575/

(69) Verminderte Konzentration von Selen im Vollblut und Plasma bei Akne vulgaris

https://pubmed.ncbi.nlm.nih.gov/1967890/

(70) Beeinflusst die Aktivierung von Nüssen die Bioverfügbarkeit von Nährstoffen?

https://pubmed.ncbi.nlm.nih.gov/32199146/

(71) The potential of probiotics for treating acne vulgaris: A review of literature on acne and microbiota

https://www.researchgate.net/publication/340505201_The_potential_of_probiotics_for_treating_acne_vulgaris_A_review_of_literature_on_acne_and_microbiota

(72) Manipulation of Host Diet To Reduce Gastrointestinal Colonization by the Opportunistic Pathogen Candida albicans

https://journals.asm.org/doi/full/10.1128/mSphere.00020-15

(73) Aktivitäten von zehn ätherischen Ölen gegenüber Propionibacterium acnes und PC-3, A-549 und MCF-7 Krebszellen

https://pubmed.ncbi.nlm.nih.gov/20657472/

(74) Fallberichte von Akne und Homöopathie

https://pubmed.ncbi.nlm.nih.gov/29490312/

(75) Individualisierte homöopathische Behandlung von Akne – Analyse von 83 Patienten

https://pubmed.ncbi.nlm.nih.gov/34187050/

(76) Antioxidative Enzyme in gerstengrüner Biomasse

https://pubmed.ncbi.nlm.nih.gov/19444612/

(600) Estimates of optimal vitamin D status

https://www.ncbi.nlm.nih.gov/pubmed/15776217

(601) Schätzung der optimalen Serumkonzentrationen von 25-Hydroxyvitamin D für multiple Gesundheitsergebnisse

https://www.ncbi.nlm.nih.gov/pubmed/16825677

(602) Serumkonzentrationen von 1,25-Dihydroxyvitamin D bei Osteomalazie, Nebenschilddrüsenfunktionsstörungen und idiopathischer Hyperkalziurie

https://www.ncbi.nlm.nih.gov/pubmed/3563383

(603) Knoblauch (Allium Sativum L.) als potenzielles Gegenmittel gegen Cadmium- und Bleivergiftung: Verteilung und Analyse von Cadmium und Blei in verschiedenen Mäuseorganen

https://pubmed.ncbi.nlm.nih.gov/17916975/

(604) Aus Knoblauch gewonnenes Natrium-2-propenylthiosulfat induziert Phase-II-Entgiftungsenzyme in Ratten-Hepatom-H4IIE-Zellen

https://pubmed.ncbi.nlm.nih.gov/20650352/

(605) Die Wechseljahre erhöhen das Eisenspeicherprotein Ferritin in der Haut

http://europepmc.org/article/med/23752032

(606) alpha-Liponsäure reduziert die Eisen-induzierte Toxizität und den oxidativen Stress in einem Modell der Eisenüberladung

https://pubmed.ncbi.nlm.nih.gov/30708965/

(607) Oxidativer Stress und Antioxidans-Therapie mit Alpha-Liponsäure-Einschluss bei akuter Vergiftung durch Herbizid auf Basis von 2,4-Dichlorphenoxyessigsäure

https://pubmed.ncbi.nlm.nih.gov/24908976/

(608) Schutzfunktion von DL-alpha-Liponsäure gegen Quecksilber-induzierte neuronale Lipidperoxidation

https://pubmed.ncbi.nlm.nih.gov/10051379/

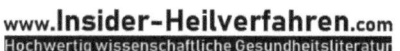

(609) Beziehung zwischen Selen, Blei und Quecksilber in roten Blutkörperchen saudischer autistischer Kinder

https://link.springer.com/article/10.1007/s11011-017-9996-1

(610) Die Ergänzung mit organischem Selen erhöht die Quecksilberausscheidung und verringert den oxidativen Schaden bei Bewohnern, die langfristig Quecksilber ausgesetzt sind, aus Wanshan, China

https://www.semanticscholar.org/paper/Organic-selenium-supplementation-increases-mercury-Li-Dong/80674a6e70e01d9445ba6a1ee9bae68a94486bb9

Erfahrungsberichte:

(E2) Akne und Borretschöl 1:

https://www.reddit.com/r/SkincareAddiction/comments/3dte7j/evening_primrose_oil_and_borage_oil_got_rid_of_my/

(E3) Akne und Borretschöl 2:

https://www.earthclinic.com/beauty/borage-oil-natures-miracle-skin-cure.html

(E4) Inositol 1

http://www.ht-mb.de/forum/archive/index.php/t-1239406.html

(E5) Inositol 2

http://www.healthboards.com/boards/acne/156880-works-me.html

Bildnachweise

Images licensed by Ingram Image
(gilt für alle <u>Fotos</u> dieses Buches sowie das Cover, außer den <u>Grafiken</u> zur Fettsäure-Synthese. Diese unterliegen dem Copyright des Autors selbst)

Impressum

Druck und Verlag:
BoD – Books on Demand, Norderstedt

Autor und Herausgeber:
Insider-Heilverfahren.com,
Christian Meyer-Esch
671 Ave Orly
H9P 1G1 Montreal
Dorval, QC (Canada)
e-Mail: mail@insider-heilverfahren.com

Über den Autor
Christian Meyer-Esch beschäftigt sich seit 17 Jahren intensiv mit alternativer und ganzheitlicher Medizin. Er sucht nach wissenschaftlichen Studien und Erfahrungsberichten weltweit, um Lösungen, insbesondere für schwer behandelbare Krankheiten zu finden. Zu seinem Schwerpunkt zählt vor allem die Ursachenforschung.

Akne-Protokoll

Hier können Sie Ihre Therapien eintragen, an welchem Tag Sie was hinzugefügt haben. So haben Sie immer einen genauen Überblick.

Datum:	Anmerkung: